Ophélie CHESNEAU LAMOTTE
Diététicienne Nutritionniste

30 Recettes
Pour un
Apéritif fait maison
Diététique et durable

Titre original : 30 Recettes pour un apéritif fait maison, diététique et durable
Auteur : Ophélie CHESNEAU LAMOTTE
Illustrations : Création Mme Ophélie CHESNEAU LAMOTTE avec CANVA PRO
Photographies : Mme Ophélie CHESNEAU LAMOTTE

Dépôt légal : Aout 2023
Version N°4 – Janvier 2024

ISBN : 978-2-9586493-6-4
Marque éditoriale : Mme Ophélie Chesneau Lamotte

9 782958 649364

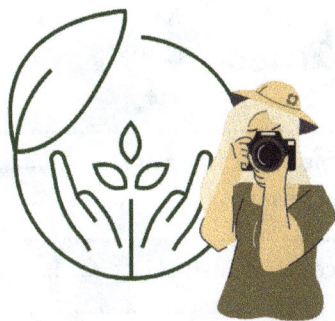

Dans une **démarche écologique** et progressive vers une alimentation durable, **les photos de cette collection seront disponibles sur QR Code.**
Bien que nous ayons conscience que l'utilisation de serveurs pour les données numériques soit également émettrice de gaz à effet de serre, nous pensons que le choix d'un papier plus léger vous permettra aussi d'avoir accès à un livre plus léger et plus économique.

Collection

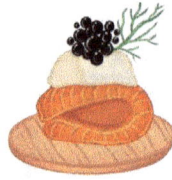

Table des matières

A propos de l'auteur

" Ophélie Lamotte est **diététicienne nutritionniste** spécialisée dans l'alimentation intuitive et durable. Praticienne libérale, elle s'est spécialisée dans l'accompagnement des personnes en difficulté avec leur alimentation et leur image corporelle.

En tant qu'auteure, Ophélie partage son expertise et sa créativité culinaire en intégrant une approche de l'alimentation intuitive et durable. Ses livres proposent des **outils et exercices diététiques**, **des recettes simples** qui mettent l'accent sur **l'écoute des besoins individuels**, le plaisir de manger et le respect de l'environnement.

En dehors de son travail, Ophélie est une femme dynamique, engagée dans une vie à la campagne. Elle est mère, épouse et cherche constamment à concilier le bien-être de sa famille avec un mode de vie durable. A la recherche de l'authenticité, elle élève des poules, des chèvres et cultive un potager avec son mari. Elle est également une adepte des différentes techniques de fermentation, participant ainsi à la conservation des aliments de manière naturelle.

Par sa philosophie et son mode de vie, Ophélie témoigne de sa volonté de transmettre **ses astuces en cuisine** et **ses connaissances en nutrition**, pour mieux manger et moins, sans se ruiner tout en préservant son environnement. Son engagement envers la gravité écologique et le réchauffement climatique se traduit par des actions concrètes dans sa vie quotidienne et professionnelle.

À travers ses livres, ses conseils et son exemple personnel, Ophélie Lamotte espère susciter chez ses lecteurs une prise de conscience, un passage à l'action et un engagement personnel leur permettant de prendre soin d'eux.

La chaine YouTube **"CuisineOphélie"** reflète son univers. "

facebook	Blog Diét.	Youtube
@cuisineophelie	lamotte-dieteticienne.com	@cuisineophelie

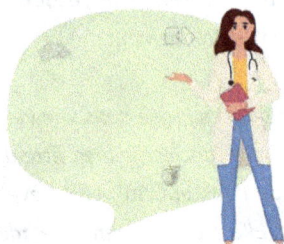

Avant de commencer, je me dévoile un peu !

Et si tout avait commencé il y a ... très longtemps ?

Mon parcours de vie a très certainement façonné la personne que je suis aujourd'hui. Une personne à la fois fragile et forte, douce et dure en même temps, découragée et ô combien déterminée ou obstinée à d'autres endroits.

Ma relation conflictuelle avec la nourriture a débuté autour de mes 9-10 ans. Je mangeais pour combler des vides et des souffrances psychologiques du fait d'un cadre de vie traumatique. Plus tard, à l'adolescence, les remarques autour de mon poids m'ont conduite à entamer mes premiers régimes amaigrissants.

J'entrais alors dans ce cercle infernal du contrôle du poids : **La restriction cognitive.**

Les années passèrent avec des phases de contrôles très strictes, de restrictions et de privations, à des phases de relâchements entrainant le fameux **"yo-yo"**. Ce cercle infernal où lors de la réussite et la réelle perte de poids, le bonheur est là. Et alors que les frustrations sont renforcées, les envies décuplées, la résistance à la fatigue et au stress s'empilent comme une pile de linges sales. L'échec pointe son nez car les règles sont transgressées petit à petit. Et bonjour la mauvaise estime de soi, la culpabilité et l'aiguille de la balance qui tombe à droite, à nouveau.

Mon déclic à moi, fût ma santé et mes enfants ! Jeune maman à cette époque, il me fallait trouver des solutions. Sinon qu'allais-je devenir ? Je voulais, bien vieillir, en bonne santé, et vivre suffisamment longtemps pour voir mes enfants évoluer. Je me souviens de ce jour, me regardant dans le grand miroir de la chambre : Ce n'était plus possible ! J'avais honte en plus. Je devais faire quelque chose. Maintenant ! A cet instant précis, sans en prendre conscience, j'allais refaire la même erreur. Et j'ai recommencé, une énième fois à me remettre au régime. Je prendrais conscience bien des années plus tard de la torture que je m'infligeais.

Bref, un nouveau tour de vis encore plus dur cette fois. Pire, j'ai décuplé l'activité physique pour creuser l'écart. J'avais perdu plus de 30 kg en quelques mois.

J'avais alors réglé mon problème de poids. Enfin, je le croyais! Et, forte de mes convictions et croyances, l'envie de prendre soin des autres et de leur transmettre mes expériences m'a poussé à reprendre mes études. **Il me fallait devenir diététicienne. Je voulais aider officiellement.**

Ma formation en diététique m'a permis de renforcer mes connaissances en physiologie, pathologie et en nutrition d'une part. Mais, la pratique et l'expérience du terrain m'ont amené à avoir un regard plus large sur la problématique du poids. J'ai réalisé

alors que j'avais toujours une épée de Damoclès au-dessus de ma tête.

Ma relation avec mon assiette n'était pas résolue ! Celle de ma balance non plus d'ailleurs. Son résultat quotidien conditionnait mon humeur de la journée et mes choix alimentaires. Si **mon problème de poids** était sous contrôle, **mon problème AVEC mon poids** ne l'était certainement pas. Notez bien cette phrase car il y a une réelle différence entre les deux expressions.

Diététicienne depuis quelques années déjà, j'observe les mêmes problématiques chez les personnes qui me consultent. Ce constat m'a amené à me former en **psychologie du comportement alimentaire** et à revoir ma propre relation avec la nourriture et l'image corporelle. Comprendre les différents mécanismes, apprendre à avoir un autre regard et à prendre du recul sur les idées reçues et les allégations, se réapproprier nos outils internes, multiplier les expériences encore et encore pour aller vers des actions positives et durables. **Je fus libérée de mes pensées en à peine 2 ans ! Quel bonheur !**

Ma pratique professionnelle a très vite évolué vers une approche qui invite les gens qui me consultent à se nourrir autant la tête que le corps. Finalement c'est la définition première du mot : « diététique » !
La diététique est un terme qui provient du grec ancien et qui signifie "un mode

vie" sain. Un concept bien différent de sa signification actuelle. La diététique englobait tous les aspects d'un mode de vie sain, y compris **l'alimentation**, l'exercice physique, le repos et les soins.

Hippocrate était considéré comme le père de la médecine et a joué un rôle important dans le développement de la diététique. Selon lui, la santé dépendait de l'équilibre entre le corps, l'esprit et l'environnement. Et clairement, l'alimentation était au cœur de ces 3 axes.

Nous avons avec le temps perdu le sens premier de cette définition en qualifiant, par exemple, de diététique, un repas pauvre en graisse, de blanc de poulet sans peau avec des haricots verts vapeur, sans féculent et 3 pauvres fraises en guise dessert. **Ce repas n'a rien de diététique!** C'est un régime avant tout! Cela ne nourrit ni le corps ni l'esprit. Pire, une telle pratique est délétère et ne peut que conduire, sur le long terme, à des troubles du comportement alimentaire plus ou moins sévères. C'est à la limite de la maltraitance.

Des livres, à eux seuls, ne peuvent traiter, ni la restriction cognitive, ni les pensées négatives autour de l'image corporel, ni l'estime de soi. Cependant, ils peuvent venir soutenir un accompagnement thérapeutique. Et, ils peuvent aussi éveiller et offrir certaines clés.

C'est pourquoi j'ai écrit cette collection **"Sésame – Savoir Équilibrer Son Alimentation : Mon Essentiel"** pour aborder les principes de **l'alimentation intuitive** et **durable**, au travers de **recettes de cuisine allant de l'apéritif au dessert.**

Je suis mère et épouse aussi comme beaucoup d'entre nous. Je peux être préoccupée et manquer de temps. Alors, je m'organise pour un quotidien plus simple, plus sain et moins stressant. Et bien entendu, tout cela se retrouve dans l'assiette des personnes qui mangent à la maison.

Vous retrouverez toutes mes recommandations dans chacun de mes ouvrages.

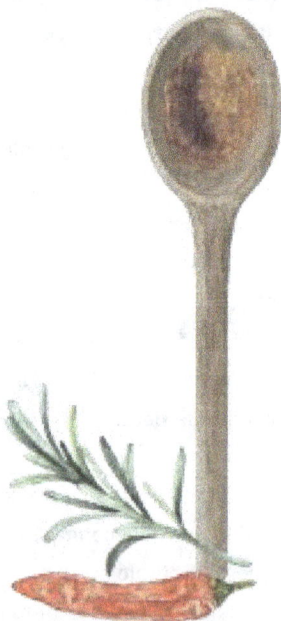

Cette collection de 5 numéros, depuis l'apéritif jusqu'au dessert, en passant par les goûters et les collations, est riche de ressources.

C'est, plus de 500 pages, 150 recettes simples, sans substitut et Ô combien délicieuses, plusieurs boîtes à outils, des exercices, de la diététique - De sa véritable définition - et un peu de nutrition également. Des Foires Aux Questions qui vous permettront de trouver des réponses complémentaires. Une approche qui, je l'espère, pourrait plus tard vous donner l'envie de vous tourner vers un professionnel de l'alimentation pour vous accompagner vers une relation des plus douces avec vous-même.

En ce qui concerne ce premier volet autour «des apéritifs» :

- ♥ Nous aborderons comment bien nourrir son corps et sa tête en évoquant la restriction cognitive et ses mécanismes pour bien comprendre ce cycle infernal. Mais aussi, nous verrons l'importance du plaisir de manger, le partage et la convivialité, les croyances populaires et les idées reçues.

- ♥ Nous découvrirons aussi comment mieux manger, en préservant la qualité de ce que nous mangeons et buvons, de la place des aliments ultra transformés (AUT), bien riches en sels et bien trop gras et de celle des produits cuisinés faits maison. Et si des aliments plus qualitatifs, d'une densité nutritionnelle plus élevée, nous permettaient de manger moins ?

- ♥ Nous verrons l'importance des quantités, des portions, sans calcul, ni pesée, et des principes de base pour lutter contre la surconsommation. Que faire de ce qui reste dans l'assiette quand on n'a plus faim ?

J'espère sincèrement que cet ouvrage va vous initier et que vous aurez ensuite envie de découvrir les autres volumes autour des légumes d'hiver et d'été, sans oublier les produits sucrés qui constituent nos desserts et collations. Je vous livre tous mes secrets autour de l'alimentation équilibrée, intuitive et durable en même temps dans cette collection SÉSAME « Savoir Équilibrer Son Alimentation : Mon Essentiel ». Parce que tout est interconnecté !

SAVOIR EQUILIBRER SON ALIMENTATION
Mon Essentiel

SÉSAME
Collection

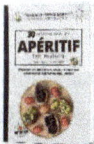 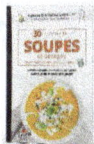 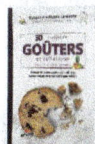 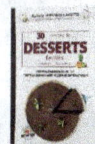

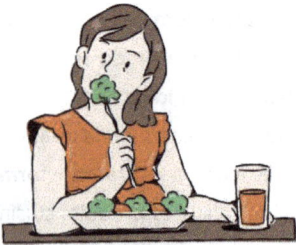

Un problème de taille ... et de poids !

Probleme de poids !

Au cours des dernières décennies, la France a été le témoin d'une transformation profonde de ses habitudes alimentaires et de son mode de vie, entraînant une préoccupation croissante : **l'obésité et le surpoids.** En 2023, cette problématique de santé publique s'était solidement ancrée, touchant une proportion significative de la population française.

L'étude ObEpi (Observatoire épidémiologique de l'obésité) est une enquête épidémiologique réalisée en France pour évaluer la prévalence de l'obésité et du surpoids au sein de la population. Cette étude est menée régulièrement pour suivre l'évolution de ces problématiques de santé. Et, en France, d'après les conclusions récentes de l'enquête ObEpi 2, désormais supervisée par La Ligue contre l'Obésité, il ressort que **près de la moitié de la population française (47 %) présente un excès de poids ou est en situation d'obésité.**

L'obésité est souvent le résultat de l'interaction complexe de plusieurs facteurs dont on peut noter les suivants:

1. **Une alimentation d'abord déséquilibrée** : La **surconsommation excessive de calories**, en particulier provenant d'aliments riches en sucres ajoutés ou trop gras, souvent des Aliments dits Ultra Transformés (AUT), **et pauvres en nutriments**,

2. **Une accentuation de la sédentarité** : Un mode de vie inactif, avec peu d'activité physique régulière, contribue à une balance énergétique de plus en plus positive,

3. **Génétique & facteurs hormonaux** : Certains individus peuvent avoir une prédisposition génétique à prendre du poids. Des **déséquilibres hormonaux**, tels que ceux liés à la thyroïde, peuvent influencer le métabolisme à la baisse et exiger des apports alimentaires moindres,

4. **Situations socio-économiques** : Les **disparités économiques** peuvent affecter l'accès à des aliments sains, entraînant des choix alimentaires moins qualitatifs,

5. **Stress & émotions :** Certains individus ont tendance à consommer des aliments riches en calories en réponse au stress ou aux émotions.

6. **Médicaments** : Certains médicaments, tels que certains antidépresseurs et corticostéroïdes, peuvent entraîner une prise de poids comme effet secondaire.

7. **Les régimes à répétition:** Une reprise de poids constatée chez 80% des sujets à un an en raison de différents mécanismes physiologiques et psychologiques.

Des budgets de + en + serrés

L'inflation que nous vivons depuis déjà quelques années est un réel frein à la consommation de produits sains. Une alimentation saine peut parfois **être perçue** comme plus coûteuse et plus contraignante. L'afflux de marchandises avec sa diversité et son abondance, les déclarations publicitaires, les promotions attractives, et les emballages séduisants peuvent souvent nous inciter à des achats attrayants, mais malheureusement trop souvent dénués de qualité. Bien que ces produits puissent être pratiques et rapides, se révélant utiles dans certaines situations, ils ont tendance à monopoliser nos placards de manière excessive.

On n'a le temps de rien faire !

Nous évoquons tous et de plus en plus un manque de temps pour faire les choses.

En effet, une réduction significative de 25% du temps dédié à la préparation des repas a été notée entre les années 1980 et 2020, une tendance particulièrement inquiétante.

Avec moins de temps disponible pour les courses et la cuisine, nous avons de plus en plus recours à des produits prêts à l'emploi, souvent au détriment de leur qualité nutritionnelle.

Et comme nous mangeons vite, voire trop vite, nous avons une capacité à avaler un volume d'aliments parfois trop conséquents.

L'environnement ...

A cela s'ajoute aujourd'hui les **préoccupations environnementales.** Nous vivons dans un monde où les ressources naturelles sont limitées, et notre manière de nous nourrir peut avoir un impact significatif aussi sur la planète. Lorsque nous parlons de ressources naturelles limitées dans le contexte de l'alimentation, nous faisons référence aux éléments essentiels que la nature nous offre pour produire nos aliments. Il s'agit notamment de l'eau, des terres agricoles, de l'énergie, des minéraux et des nutriments nécessaires à la croissance des plantes et des animaux. Et, l'exploitation excessive de certaines ressources naturelles a déjà atteint et même dépassé leurs limites durables.

La **COP**, (Conférence des Parties), est une série de réunions annuelles où les pays de la planète se réunissent pour discuter des actions à prendre face au changement climatique. En 2023, le document final de l'accord issu de la COP28 peut sembler relativement succinct, s'étendant sur seulement 21 pages. Cependant, sa portée est considérable, car, pour la première fois dans l'histoire, il préconise l'arrêt progressif des énergies fossiles par les pays participants afin d'atteindre la neutralité carbone en 2050 conformément aux préconisations scientifiques . Et oui on en est là aujourd'hui !

Et oui on en est là !

Ainsi, voici où nous en sommes : notre société actuelle est confrontée à divers défis qui se traduisent par des problèmes de poids et de santé.

Depuis plusieurs décennies maintenant, nous tentons de remédier à cette situation en adoptant **divers régimes,** tel un pansement que l'on met sur une plaie.

Et si on prenait le problème à la base ? Et si l'on arrêtait de «mettre un pansement sur une plaie» ?

Les régimes, le marché en propose une multitude, allant des plus restrictifs aux plus extravagants. On en a vu et revu en cinquante ans.

Mais, arrêtons les régimes !
Arrêtons d'ailleurs d'utiliser ce mot moche tout simplement !
Arrêtons de « décider de maigrir » !
Prenons de meilleures décisions !

Je vous explique d'abord ce qu'est la **restriction cognitive et on fait un petit résumé rapide de ce « problème de taille... »** puis je vous guiderai vers des solutions qui vous mèneront à moins manger et à faire de meilleurs choix.

La restriction cognitive, ce cercle infernal !

Les personnes en **restriction cognitive** sont des personnes qui ont décidé volontairement de se restreindre, se priver d'aliments ou de groupes d'aliments dans un but précis : **Perdre du poids** ou pour **éviter d'en prendre ou reprendre**. La restriction cognitive aurait été décrite pour la première fois en 1975. Aujourd'hui, elle serait reconnue plutôt comme une complication de **la pratique de régimes à répétition** qui conduit, paradoxalement, à manger plus lors d'abandon des règles strictes et à manger moins bien qualitativement en raison des évictions de certains groupes d'aliments. D'après l'étude INCA 2, **23.6% des adultes** ont déclaré suivre ou avoir suivi un régime amaigrissant dans l'année. Quel que soit l'âge, les régimes amaigrissants se sont révélés plus fréquents chez les femmes qui se trouvaient « trop grosses» et 60% chez les femmes qui «souhaitaient peser moins».

Je comprends qu'il puisse être tentant de suivre des régimes qui promettent des résultats rapides ou répondent à des attentes externes. Cette insatisfaction corporelle qui conduit au désir de perdre ou contrôler son poids, nous projette dans ce cercle infernal que j'ai moi-même subi il y a tant d'années.

Ces restrictions cognitives créent des déséquilibres nutritionnels et il a été démontré que l'effet "Yo Yo" est associé à un risque accru de maladies cardiovasculaires et métaboliques. De plus, en privilégiant l'écoute d'informations extérieures, injonctions et allégations au détriment de la reconnaissance de l'état interne, la restriction cognitive tend à court circuiter les signaux physiologiques que sont la faim et la satiété ainsi que le sentiment de rassasiement.

Alors que les résultats sur la balance semblent positifs, la personne ne se rend pas compte des conséquences négatives au plan psychologique et comportemental. Au moindre relâchement, des pensées négatives émergent et peuvent conduire à la dépression, la perte de l'estime de soi et d'autres sentiments bien négatifs.

Il est temps de se libérer de ces schémas restrictifs, de casser cette boucle et de s'engager dans une approche plus bienveillante envers soi-même. **L'accompagnement avec un professionnel de santé de l'alimentation** est indispensable pour un travail au long court.

Mais peut-être que déjà vous vous posez quelques questions à votre sujet. Est-ce que vous vous reconnaissez dans cette description ci-après ? Je vous propose un schéma des mécanismes de la restriction cognitive et ses possibles comportements.

Insatisfaction corporelle
Problème de poids ou
Problème avec son poids

Désir de perdre du poids

Régimes alimentaires
Contrôle des apports alimentaires
Diabolisation de certains aliments
Privation et quantité fortement réduite

Sensations alimentaires
Ignorance de la faim
Rassasiement incomplet

Restriction cognitive

Perte de poids mais ...

Sensations et Ressentis
↗ de la faim et ↗ Frustrations
↗ Des envies et ↗ de la lutte intérieur
↗ Fatigue et ↘ de la résistance au stress
↗ Pensées obsessionnelles sur le contrôle du poids
↗ Isolement social

Confrontation à un stress

Renforcement du contrôle
Reprise des règles strictes
Renforcement du comportement
Renforcement du contrôle

Emotions alimentaires négatives
↗ Réconfort à court terme et temporaire PUIS
Culpabilité, honte, colère
Dévalorisation, Estime de soi
Désespoir et dépression

Comportement alimentaire
Hausse des prises alimentaires
Compulsions alimentaire

Transgression des règles
Relâchement
Abandon des Règles
Perte de contrôle

Troubles émotionnels et psychologiques

Prise de poids

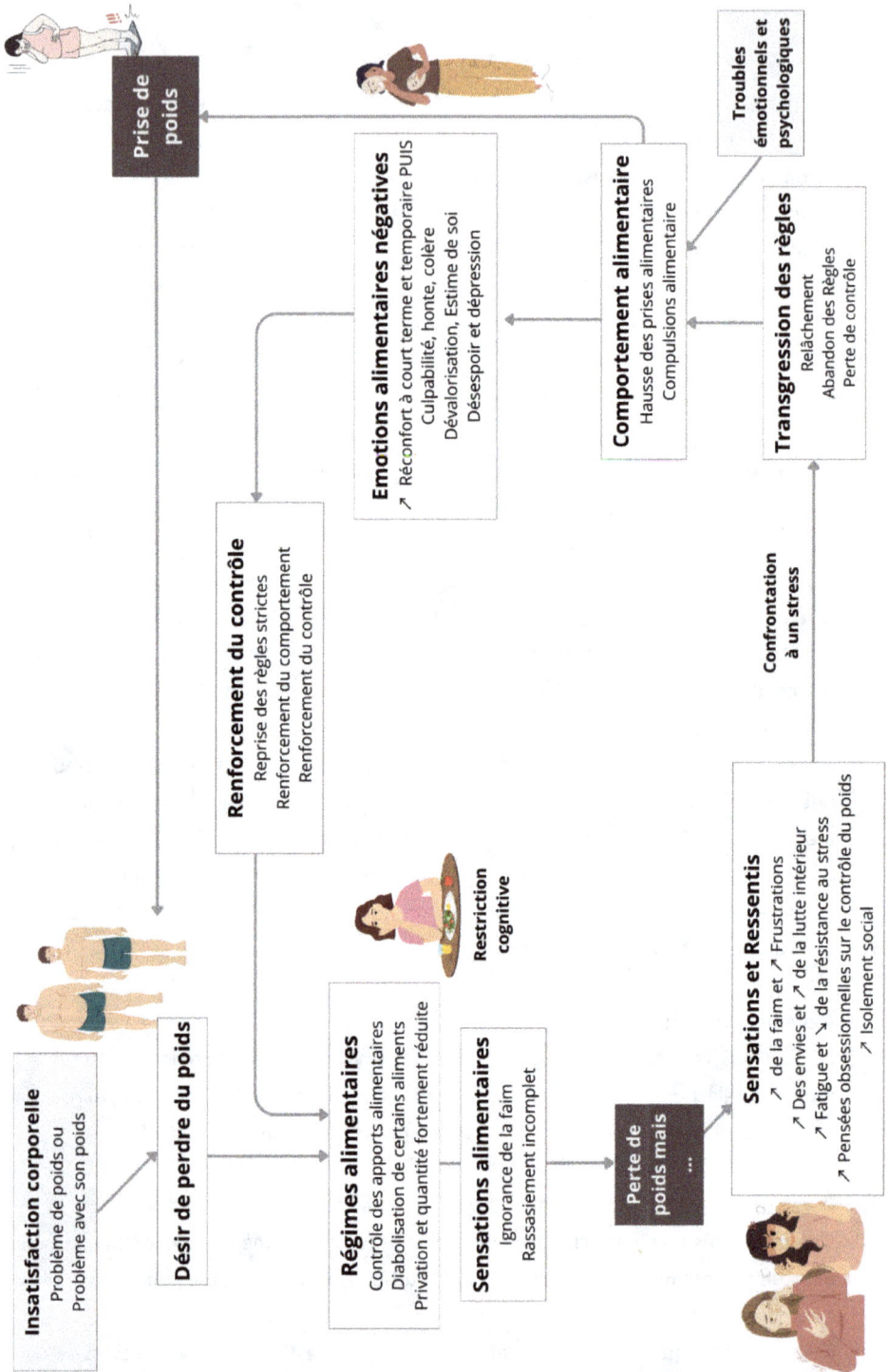

Schéma des mécanismes de la restriction cognitive et ses possibles troubles du comportement alimentaire

En résumé, ce problème de taille c'est ...

Nous avons donc vu qu'il y a un réel problème de poids dans notre société et **que les facteurs** sont principalement liés à un déséquilibre alimentaire en raison de certains freins et comportements que **l'on peut corriger**.

Pour résumé c'est :

- *25% de temps en moins consacré à la préparation des repas entre les années 1980 et 2020,*
- *20% de budget en moins consacré à l'alimentation pour la même période,*
- *29% de produits ultra-transformés, de la part de consommation des adultes, en % des calories ingérées en 2021, et autant d'emballages qu'il aura fallu fabriquer et transporter,*
- *Plus de consommation de produits du monde et en toute saison, qu'il aura fallu produire, parfois sous serre, et transporter.*
- *47% de la population en surpoids ou en obésité.*
- *Une population qui décide de maigrir et favorise la prise de poids*

Alors, arrêtons les régimes !
Prenons de meilleures décisions !

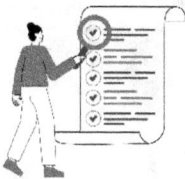

Changeons nos priorités
Prenons le temps de cuisiner
Levons les idées reçues sur le cout des aliments bruts
Réservons les AUT à des utilisations exceptionnelles
Consommons plus d'aliments de saison, bruts, de culture locale
Augmentons notre activité physique

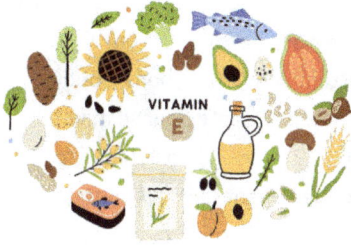

Bien nourrir sa tête et son corps

Commençons par le début d'un bon repas festif avec en amont : **l'apéritif !** Ce volet n°1 autour des **apéritifs fait maison** est conçu pour vous offrir une expérience alimentaire alliant **plaisir, équilibre nutritionnel et convivialité.** Composé d'une partie riche en ressources, il vous guidera dans la **préparation de vos apéritifs,** tout en préservant votre **plaisir de manger** et votre **vie sociale.**

Mon objectif est de vous proposer **des solutions pour pallier à ces problèmes de poids, de temps et de budget. Des recettes simples, rapides, super bonnes** tout en étant raisonnables pour votre porte-monnaie, sans y passer votre après-midi. Et dans un monde où les **choix alimentaires ont un impact sur notre santé** et sur **l'environnement**, il est primordial d'adopter une approche responsable et durable. Je vous guiderai alors sur les fiches recettes dans la **sélection des ingrédients**, en mettant l'accent sur les **produits de saison, de culture raisonnée** et **respectueuse de l'environnement.**

Ensuite, je crois profondément que **le plaisir** est un **élément essentiel de l'alimentation équilibrée.** Vous découvrirez aussi **comment gérer les portions et les quantités à préparer et à consommer. Puis, nous parlerons des solutions disponibles pour réguler les apports de repas parfois trop copieux** tout en restant en harmonie avec votre corps et vos émotions de manière à cultiver une relation positive avec la nourriture.

La diététique, un art de manger !

Un **repas équilibré**, comme on l'entend, selon les recommandations nutritionnelles comprend une portion de féculents, une portion de légumes, une autre de protéines végétales ou animales, ainsi qu'une source de bonnes matières grasses et éventuellement un produit laitier. C'est vrai !

Une alimentation équilibrée fournit, effectivement, **une combinaison** adéquate de **nutriments essentiels: de l'énergie** au travers des **glucides** et des **lipides, des protéines** pour leur **rôle structural, des vitamines et des minéraux** pour le **bon fonctionnement global** et enfin **des fibres et de l'eau.** Sans tous ces éléments apportés de manière équilibrée sur plusieurs jours, notre organisme ne peut fonctionner correctement. Parce que notre organisme est tout simplement une machine extraordinaire, vivante et en perpétuelle reconstruction, il lui faut constamment les bons outils en quantité suffisante pour se maintenir! Mais, notre société focalise essentiellement sur l'importance de nourrir notre part physiologique et néglige l'aspect psychologique. Je suppose que vous avez remarqué que nous sommes dotés de sensations, de sentiments et d'émotions. Là, aussi réside des besoins et un équilibre qu'il convient d'entretenir.

Alors qu'un repas équilibré peut être nourrissant sur le plan physique, **nos besoins émotionnels** peuvent nécessiter une attention supplémentaire.

Une émotion est un phénomène naturel, plutôt d'apparition brutale. Elles sont normales et utiles. Elles consistent à nous prévenir et à nous pousser à l'action. Nous ne les aimons pas et avons tendance à les ignorer parce qu'elles sont indépendantes de notre volonté, soudaines et d'intensité variable. Par exemple, nous pouvons ressentir de la crainte, de l'inquiétude, de la peur, de l'angoisse jusqu'à à être effrayé ou en panique.

Nous pouvons donc avoir ce besoin de manger sans faim physiologique. Parce que lorsque nous sommes en souffrance (un stress, une inquiétude ou autre), nous rechercherons de quoi nous apaiser, nous faire plaisir, nous détendre, nous faire du bien. **Le besoin de se réconforter** par le plaisir de manger avec des aliments spécifiques en période de stress ou d'anxiété, même si ces aliments ne sont pas considérés comme équilibrés sur le plan **nutritionnel est donc normal.**

La nourriture permet, en effet, de réguler nos émotions. C'est un processus naturel qu'il convient de préserver.

Il n'y a pas de bons ou mauvais aliments mais plutôt des aliments plus ou moins adaptés à un certain moment ou à une certaine situation. Il convient de souligner que les quantités ont leur importance puisqu'elles exercent elles aussi une fonction régulatrice. Ainsi, manger plus que nos besoins conduit à une prise de poids. Ignorer nos différents besoins conduit à des désordres alimentaires.

La diététique est donc un art de manger, un mode alimentaire, qui permet de couvrir nos différents besoins, c'est-à-dire, nourrir sainement et en quantité adaptée notre corps et notre esprit afin de maintenir un bon état de santé physiologique et psychologique.

Les apéritifs sont, à mon sens, clairement diététiques, par leurs aspects représentatifs: Culturel, social et sociétal, convivial ...

A vous de jouer !

Que pensez-vous de votre alimentation et de votre diététique?
Quelle place réservez-vous à vos apéritifs lorsque vous êtes invités ou lorsque vous recevez?

L'alimentation intuitive et durable

L'alimentation intuitive est une approche qui encourage les gens à écouter leur corps et à répondre à leurs besoins naturels en matière de nourriture. Plutôt que de suivre des règles strictes ou des régimes, l'alimentation intuitive encourage la conscience des signaux de faim et de satiété, favorisant une relation plus saine avec la nourriture. Cela implique de manger en fonction de la faim, de choisir des aliments qui procurent du plaisir et de s'arrêter quand on est satisfait, plutôt que de suivre des directives externes. L'idée est de se reconnecter avec les sensations naturelles du corps pour guider les choix alimentaires.

- **L'alimentation intuitive** est une alimentation qui met l'accent sur **l'écoute des signaux internes** du corps pour guider nos choix alimentaires. L'écoute des signaux de la faim et de la satiété permet de manger lorsque l'on a faim et de s'arrêter lorsque l'on est rassasié.

- **Le respect de la satisfaction** encourage à choisir des aliments qui nous procurent un véritable plaisir et une pleine satisfaction. C'est honorer nos préférences personnelles ! Les aliments sont réhabilités quel que soit leur groupe alimentaire. Il n'y a pas de bons ou mauvais aliments quand on parle de poids.

- Elle encourage également à **cultiver une image corporelle positive** et à accepter son corps tel qu'il est indépendamment des normes de beauté. Elle met l'accent sur la santé globale physique et psychologique.

- L'alimentation intuitive reconnait que **les émotions peuvent influencer nos choix alimentaires**. Elle encourage à être conscient de ces liens avec la nourriture et de développer plutôt des stratégies positives.

L'alimentation intuitive permet une meilleure relation avec la nourriture et améliore l'estime de soi. Elle permet, à l'issu d'un certain travail personnel, de redevenir un mangeur régulé et qui, au même titre que pour dormir, aller aux toilettes, boire ou pour respirer, n'y pense même plus. La régulation et l'équilibre étant là, notre corps retrouve son poids d'équilibre.

C'est une approche personnelle! Je vais me répéter une nouvelle fois. Seule, une véritable prise en charge parfaitement personnalisée et par un professionnel de santé et de l'alimentation permettra de retrouver cette sérénité. Nos déclencheurs de la restriction cognitive sont tous différents. Nos contraintes et nos freins sont également tous personnels.

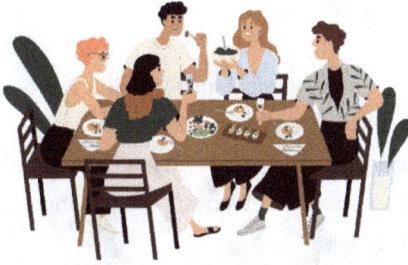

La place des apéritifs dans notre société

L'apéritif, est une tradition sociale populaire en Europe, particulièrement en France, en Italie et en Espagne. Son origine remonte à l'Antiquité, où l'on trouve des pratiques similaires chez les Grecs et les Romains. Le principe de l'apéritif est d'ouvrir l'appétit avant un repas.

Traditionnellement, il était consommé avant le dîner, souvent en fin d'après-midi. L'idée était de prendre une boisson légèrement alcoolisée, telle qu'un verre de vin, de bière ou de spiritueux, accompagnée de petites bouchées salées, comme des olives, des noix ou des petits sandwiches.

L'apéritif avait à l'origine une fonction digestive, visant à stimuler l'estomac et à préparer le corps à recevoir le repas.

Au fil du temps, l'apéritif est devenu un rituel social et de plus en plus gastronomique, souvent associé à des moments de détente et de discussions avec des personnes que l'on apprécie.
Il est devenu courant d'offrir des apéritifs lors de réceptions, de fêtes ou d'événements spéciaux ou tout simplement pour fêter la fin d'une semaine de travail épuisante et ouvrir le week-end.

L'apéritif varie d'un pays à l'autre en Europe. Par exemple, en France, l'apéritif est souvent accompagné de boissons telles que le vin, le champagne, les apéritifs anisés (comme le pastis ou le Ricard) ou les cocktails.

Les apéritifs, des moments conviviaux !

D'un point de vue social, les apéritifs sont souvent associés à des moments de convivialité et de partage entre amis, collègues ou membres de la famille. Ils créent une atmosphère détendue et favorisent les échanges et les discussions informelles. Les apéritifs sont une occasion de se retrouver, de renforcer les liens sociaux et de profiter de la compagnie des autres.

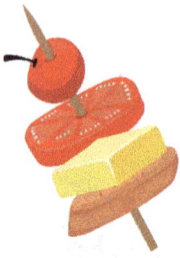

Lorsque nous recevons, c'est également une opportunité de se nourrir d'une autre manière, en étant en harmonie avec nos valeurs profondes. Il est incroyablement gratifiant de ressentir une fierté et une joie personnelles en préparant et en offrant un apéro qui respecte nos critères personnels.

On peut trouver une grande satisfaction lorsque l'on parvient à réaliser un apéritif qui s'inscrit dans les limites de notre budget, rappelant notre capacité à être créatif et ingénieux. De même, l'approvisionnement en circuit court, ou en ayant tout préparé soi-même peut nourrir profondément. Pour d'autres personnes, proposer des bouchées apéritives végétariennes ou dites lights sera pleinement satisfaisant.

Lorsque nous sommes invités et que l'on est préoccupé par le risque de manger excessivement ou de craquer sur des aliments moins sains lors d'un apéritif, il est possible de prendre des mesures préventives avant, pendant et après l'événement pour se sentir plus en contrôle et mieux gérer ses craintes.
La première chose à faire est d'en prendre conscience et d'engager envers soi une approche bienveillante. Mettre au placard les jugements négatifs, faire le point des possibilités qui s'offrent à nous et notre capacité à suivre une conduite assez simple, réalisable et pleine de sens. Les jugements négatifs envers soi ne peuvent pas nous aider à avancer positivement. Il est donc important de tenter de souligner des réussites, on en a tous, aussi mineures soient-elles.

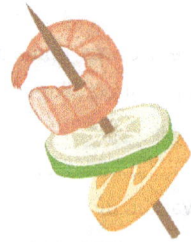

Les règles et les conduites à tenir sont toujours une bonne chose tant qu'elles restent souples, à notre hauteur et posées au bon moment. Elles deviennent un guide. Par exemple, attendre de traverser à un feu rouge quand le petit bonhomme est vert, en pleine journée avec de la circulation est tout plein de sens. Respecter cette conduite, en pleine nuit, quand il pleut, pour atteindre l'abri de l'autre côté de la route alors qu'il n'y a pas de voiture peut perdre son sens. Il en va de même pour l'alimentation.

Il est toujours **bon d'avoir une ligne de conduite** au quotidien qu'il **convient d'adapter et qu'il convient d'ajuster selon le contexte**. Peut-être que la conduite que l'on s'est imposée quelques heures plus tôt avant l'apéritif « je ne prendrais que les tomates cerises » n'est pas réalisable. Il suffira d'une bonne odeur, une bonne blague du copain que l'on n'a pas vu depuis des mois, un plateau qui passe de délicieuses bouchées et il y a de fortes chances que la règle soit transgressée parce que tout simplement elle n'était pas adaptée au moment. En même temps, c'est normal et tout à fait humain. Qui ne profiterait pas d'un p'tit truc bien sympa ?

A vous de jouer !

Comment abordez-vous vos apéritifs?

Ecrivez ici les règles de conduites que vous vous imposez puis notez de 0 à 10 (0 = absolument pas / 10 = tout à fait) comment elles seront réalisables pour vous ?

REGLES DE CONDUITES	NOTE 0 A 10

Les apéritifs ultra transformés

Les aliments ultra-transformés (AUT) font référence à une catégorie spécifique d'aliments qui ont subi de **nombreuses étapes de transformation** industrielle. Ils sont généralement fabriqués à partir d'ingrédients bon marché, tels que des huiles végétales raffinées, différents sucres, des additifs comme des émulsifiants, des conservateurs, des textures. Ces aliments subissent souvent des procédés de transformation tels que la cuisson excessive, le séchage, le broyage, le raffinage. Ils séduisent très souvent les consommateurs car ils ont été étudiés pour répondre aux goûts, mais aussi parce qu'ils sont emballés de manière pratique et ont une durée de conservation prolongée.

Les aliments ultra-transformés sont souvent **riches en calories, en sucres** ajoutés, **et graisses saturées ou encore en sel**, tout en étant pauvres en nutriments essentiels. Leur consommation excessive en fréquence et en quantité est associée à des problèmes de santé tels que l'obésité, les maladies cardiaques, le diabète de type 2 et d'autres problèmes liés au mode de vie. Il est donc recommandé de privilégier une alimentation basée sur des aliments frais, non transformés et riches en nutriments.

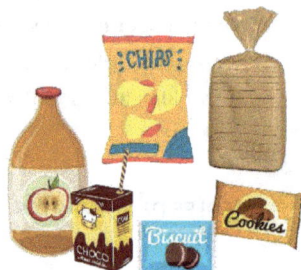

Quels sont les aliments ultra-transformés ?

La plupart de nos rayons d'hyper marchés regorgent malheureusement **d'Aliments Ultra-Transformés**. Il y a toutes les boissons gazeuses et sucrées pour commencer. Tout le rayon de biscuiteries, bonbons, la majorité des aliments proposés pour le petit déjeuner, les snacks, les chips etc… Les aliments ultra-transformés ont subi une telle transformation n'ont plus aucune ressemblance de leurs matières premières d'origine.

La majorité des biscuits apéritifs industriels sont des AUT, qui sont généralement considérés comme assez mauvais pour notre santé en raison de leur composition et de leur mode de fabrication.

Teneur élevée en calories

Les biscuits apéritifs sont souvent riches en calories. Si on ne modère pas cet apport ou si on ne s'adapte pas, c'est un des **freins** les plus communs chez les personnes qui souhaitent **perdre du poids.**

Richesse en graisses saturées

Beaucoup de biscuits apéritifs contiennent une teneur élevée de graisses saturées augmentant ainsi les risques de développer des maladies cardiovasculaires.

Excès de sel

Ils sont souvent très salés, le sel étant un exhausteur de goût. Une consommation excessive de sel peut augmenter la pression artérielle et accroître le risque de problèmes cardiovasculaires. Notre alimentation quotidienne est encore aujourd'hui trop salée pour la majorité de la population. Cumuler ces produits avec des biscuits, du pain, du fromage et de la charcuterie tout en resalant en plus à table, nous éloigne terriblement des recommandations de l'ANSES. Il convient donc de modérer.

Des additifs controversés

Les biscuits apéritifs contiennent souvent des additifs alimentaires tels que des correcteurs d'acidité, colorants, arômes et des conservateurs. Certains de ces auxiliaires peuvent provoquer des irritations du tube digestifs, des ballonnements, gaz et des diarrhées. Ils peuvent être associés à des réactions allergiques ou à des résistances à des pertes de poids. Il convient fortement d'être attentif à la liste des ingrédients et de ne favoriser que les produits qui en contiennent le moins.

Faible teneur en vitamines

Enfin, ils sont généralement pauvres en nutriments essentiels tels que les vitamines, les minéraux et les fibres.

Attention, il n'est pas question de rejeter ni bannir ces produits. Souvenez-vous: Se restreindre, s'interdire, supprimer ... c'est la problématique de la restriction cognitive. Il sera judicieux, en revanche, de prendre conscience de la fréquence, à laquelle on consomme ces produits et de ramener cette consommation à une place normale. C'est-à-dire, plutôt à titre exceptionnel! LE produit peut aussi être vu comme un service, pratique, utile, temporaire. **La modération** est, à mon sens, la seule clé pour trouver son équilibre à différents niveaux.

Les alternatives aux AUT

Le contrôle des ingrédients

En préparant vous-même les bouchées apéritives, vous avez le contrôle total des ingrédients utilisés, leur qualité et leur quantité. Vous pouvez choisir de meilleures huiles, réduire la teneur en gras et ajuster le sel, ce qui est excellent d'un point de vue nutritionnel.

Des ingrédients plus nutritifs

En préparant, par exemple, des crackers à base de farines de sarrasin ou de seigle, agrémentés de graines et de céréales, vous pourrez profiter de bouchées riches en fibres et en minéraux. Ces crackers contribueront à une alimentation équilibrée, tout en favorisant la sensation de satiété.

Introduction de légumes

Incluez des légumes croquants et colorés tels que des bâtonnets de carottes, du chou-fleur et des légumes en saumure aigre-douce pour plus de fraîcheur, de vitamines et de minéraux. Ajoutez également des tomates cerises estivales. Ces légumes variés compléteront vos bouchées apéritives. De plus, certaines sauces, comme celles au fromage blanc ou aux tomates, sont faciles à réaliser et de qualité.

Alternatives aux pains de mie

Préférez des alternatives aux pains de mie salés et sucrés en optant pour des blinis faits maison ou des croûtons de pain de votre boulanger. Tartinez-les avec une rillette de thon faite maison à base de fromage blanc pour une version légère. Explorez également d'autres préparations tartinables possibles.

Des verrines ou à « saucer »

Pensez par exemple à préparer un houmous maison, une alternative rapide et délicieuse. Vous pouvez également réaliser d'autres préparations à base de lentilles corail associées à des fromages frais. Pour les verrines, essayez des mélanges avec du quinoa, du boulgour et des saveurs citronnées, à déguster avec une mini cuillère.

Argument du gain de temps

Certaines recettes se préparent longtemps à l'avance et se conservent pendant plusieurs semaines dans votre garde-manger. Ainsi, vous pouvez en préparer en avance lors d'une journée où vous avez plus de temps. Les légumes frais sont souvent rapides à préparer, il suffit de les laver et de les découper rapidement.

Les boissons apéritives

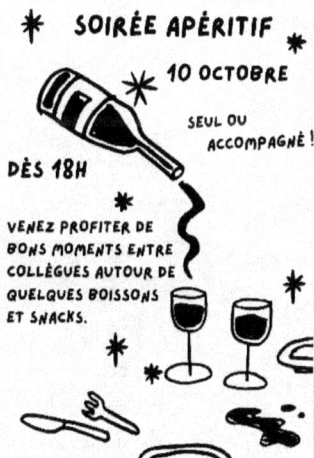

☀ SOIRÉE APÉRITIF ☀

10 OCTOBRE

SEUL OU ACCOMPAGNÉ !

DÈS 18H

VENEZ PROFITER DE BONS MOMENTS ENTRE COLLÈGUES AUTOUR DE QUELQUES BOISSONS ET SNACKS.

Dans notre société, l'apéritif occupe une place prépondérante lors des rencontres sociales et des moments conviviaux. L'alcool, souvent présent lors des apéritifs, est une substance qui peut avoir des effets néfastes sur notre organisme lorsqu'il est consommé de manière excessive et non contrôlée. En comprenant les mécanismes de l'alcool et en apprenant à faire des choix judicieux, nous pouvons profiter des moments de détente et de convivialité sans compromettre notre santé. Ce chapitre vous guidera à travers les principes clés d'une alimentation équilibrée lors des apéritifs, en mettant l'accent sur les alternatives saines à l'alcool et en fournissant des conseils pratiques pour réduire votre consommation d'alcool.

Les apéritifs alcoolisés

L'alcool est classé comme une drogue dépresseur du système nerveux central, ce qui signifie qu'il a un effet relaxant et ralentissant sur le fonctionnement du cerveau. Lorsqu'il est consommé, l'alcool est absorbé dans la circulation sanguine par l'estomac et l'intestin grêle, puis il se propage dans tout le corps, y compris le cerveau.

L'effet de l'alcool sur l'organisme dépend de plusieurs facteurs tels que la quantité consommée, la vitesse de consommation, le poids corporel, le métabolisme individuel et la tolérance

à l'alcool. À faible dose, l'alcool peut provoquer une sensation de détente, de sociabilité et de légère euphorie. Cependant, à des doses plus élevées, il peut entraîner une altération des fonctions cognitives, une diminution de la coordination, une altération du jugement et une altération de la coordination motrice. Une consommation excessive d'alcool peut également avoir des effets néfastes sur la santé à long terme, tels que des problèmes hépatiques, cardiaques et neurologiques.

Il est important de noter que la consommation d'alcool comporte des risques et des conséquences potentielles pour la santé, et il est recommandé de le faire de manière modérée et responsable, voire de s'abstenir totalement dans certaines situations, notamment pour les personnes ayant des problèmes de santé préexistants, les femmes enceintes ou allaitantes, et les personnes qui prennent certains médicaments.

Quelques chiffres et équivalences en alcool

Voici un tableau de comparaison de quelques alcools en apports de calories, de pourcentages d'alcool et de glucides.

Type de boisson	Volume du verre standard	Calories (approximatives)	Alcool % d'alcool	Glucides (approximatifs)
Vin rouge	150 ml	120-130	7-12 %	0-5 g
Vin blanc	150 ml	120-130	7-12 %	1-8 g
Cidre doux	150 ml	70-80	1 – 3 %	5-10 g
Bière blonde	330 ml	250-300	4-6 %	10-15 g
Bière brune	330 ml	250-300	4-8 %	10-20 g
Vodka	30 ml	80-90	35-40%	Pas de glucides
Rhum	30 ml	65-70	35-40%	Pas de glucides
Whisky	30 ml	75-80	35-40%	Pas de glucides
Gin	30 ml	75-90	35-40%	Pas de glucides

Les chiffres mentionnés sont des approximations générales et peuvent varier en fonction des marques et des ingrédients utilisés dans la production des boissons alcoolisées. Source : table ciqual

La quantité de calories que l'on consomme par repas varie en fonction de plusieurs facteurs tels que l'âge, le poids, la taille, le niveau d'activité physique…. Il n'existe pas de chiffre précis applicable.

Cependant, en général, il est recommandé aux adultes de consommer en moyenne entre 1 800 et 2 400 calories par jour pour maintenir leur équilibre. Si l'on considère que la plupart des gens consomment généralement trois repas principaux par jour (petit-déjeuner, déjeuner et dîner), cela équivaut à une moyenne de 600 à 800 calories par repas.

Lorsque nous prenons un apéritif, les alcools et les bouchées consommées peuvent très vite représenter de 1/3 à la moitié d'un repas. Lorsque l'on est un mangeur régulé, l'adaptation est instinctive soit au cours du repas soit très rapidement (le lendemain) avec des apports réduits mais adaptés aux retours de sensations de faim et de leur degré.

Comment limiter ma consommation d'alcool lors d'une invitation ?

Il n'est pas toujours facile de se limiter dans certains moments et plus particulièrement lorsqu'il s'agit d'occasions festives et conviviales. Toutefois, il est important d'avoir un cadre au minimum.

❤ **Prendre conscience de ses habitudes de consommation** : Prendre le temps de réfléchir à nos habitudes de consommation d'alcool et à la fréquence à laquelle on boit serait l'une des premières étapes. Si vous remarquez une tendance à consommer de l'alcool de manière excessive ou régulière, il peut être utile de revoir ces habitudes et de chercher des moyens de réduire votre consommation.

❤ **Se fixer un cadre avec bienveillance et souplesse** : Les cadres peuvent offrir une structure et des repères. Ils peuvent aider à établir des limites personnelles et à maintenir une consommation modérée. Mais attention, les règles trop strictes et rigides peuvent également présenter un effet inverse avec des risques. La transgression des règles peut entraîner, notamment une perte de contrôle et une consommation excessive de type "foutu pour foutu". Il est important d'être judicieux dans la règle établie et de s'accorder un peu de souplesse avec des moyens de corrections plus tard.

❤ **Pratiquer la modération** : L'alcool se consomme avec modération ! Il est recommandé de limiter la consommation à une quantité raisonnable et pas quotidienne. Dans certaines situations, l'alcool peut même être totalement contre indiqué et présenter des problèmes de santé très graves.

❤ **Alterner avec des boissons non alcoolisées et non sucrées** : Il existe les eaux plates parfumées, gazeuses avec des rondelles de citron, des jus de légumes comme le jus de tomate...

❤ **Éviter les incitations à la consommation excessive** : Il est judicieux aussi de s'éloigner des situations où la pression pour boire de grandes quantités d'alcool est élevée. Choisissez des environnements sociaux où l'alcool n'est pas le principal centre d'intérêt.

Les boissons non alcoolisées rafraîchissantes

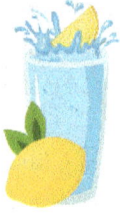

❧ **Eau infusée aux fruits** : Ajoutez des tranches de fruits frais tels que des citrons, des fraises, des feuilles de menthes à une carafe d'eau froide et laissez infuser pendant quelques heures au réfrigérateur pour obtenir une boisson aromatisée rafraîchissante.

❧ **Citronnade maison** : Pressez des citrons frais, ajoutez de l'eau froide et du sirop de sucre (ou un édulcorant naturel comme le miel) pour créer une citronnade rafraîchissante. Vous pouvez également expérimenter avec d'autres agrumes comme les citrons verts ou les oranges.

❧ **Thé glacé** : Préparez une infusion de thé de votre choix (noir, vert, à la menthe, aux fruits...) et laissez-le refroidir. Ajoutez des glaçons et, si vous le souhaitez, un peu de miel pour sucrer légèrement.

❧ **Mocktails** : Les Mocktails sont des cocktails sans alcool. Vous pouvez mélanger des jus de fruits, et des garnitures de fruits pour créer des boissons festives et rafraîchissantes. Par exemple, un mojito sans alcool à base de menthe, de citron vert et de soda peut être très rafraîchissant.

❧ **Eau pétillante aromatisée** : Ajoutez quelques gouttes de jus de citron, de lime ou de fruits rouges à de l'eau pétillante pour obtenir une boisson pétillante et rafraîchissante.

❧ **Smoothies** : Mélangez et mixez des fruits frais ou surgelés avec du yaourt nature, du lait ou du jus pour créer un smoothie riche en saveurs et rafraîchissant. Vous pouvez ajouter des légumes verts comme les épinards ou le concombre pour une touche de fraîcheur supplémentaire. Passez au chinois pour un breuvage lisse sans peau ni pépin.

❧ **Eau de coco** : L'eau de coco est naturellement hydratante et rafraîchissante. Buvez-la telle quelle ou mélangez-la avec un peu de jus de fruits pour une saveur plus douce.

Quelles quantités et portions préparer ?

Les portions et les quantités à déterminer peuvent être un véritable casse-tête. Nous pouvons avoir peur de manquer ou de paraitre mesquin. Nous pouvons aussi ne pas réfléchir du tout et avoir envie de cuisiner comme jamais. Cela peut nous amener à fabriquer des quantités trop importantes qui peuvent gâcher la suite d'un repas parce que nos invités n'ont plus vraiment d'appétit, plomber notre budget et le timing de notre après-midi.

L'apéritif est une étape avant le repas principal. Il peut jouer un rôle important de mise en bouche qui stimule les papilles et prépare le corps à recevoir le repas à venir. C'est mettre l'eau à bouche en quelque sorte. Voyons ensemble les moyens possibles pour ajuster les quantités et ainsi offrir une étape de repas qui invite à se mettre à table tout en optimisant son temps et son budget.

La diversité

Prévoyez **3 ou 4 <u>types</u> de bouchées apéritives différentes** au maximum. Cela prendra déjà un peu de temps de les réaliser et en proposer plus serait simplement chronophage et pourrait priver vos convives d'appétit pour la suite du repas. Variez chacune d'entre elles pour une richesse de couleur et de forme : **Une brochette, un canapé, une verrine, un cracker !** Un vrai régal aussi pour les yeux. N'oublions pas que nous regardons avant de manger.

Des saveurs du repas

Proposez au moins **1 bouchée** qui sera réalisée à partir d'une préparation de votre repas. Un **gain de temps formidable** et qui à l'assurance de préparer le palais de vos invités. Imaginez un convive qui se régale avec votre verrine de velouté de potimarron au curry … « Ça tombe bien Tom, c'est l'entrée de tout à l'heure ! » Ou alors votre amie qui se régale avec un croûton de légumes d'été… Vous pourrez lui répondre justement qu'il s'agit des légumes qui vont accompagner le barbecue ! Il suffira de mettre en verrine ou sur un toast, un topping de déco et le tour est joué ! Vous voilà avec une création réalisée en 3 mn à peine.

Des petites portions

Les portions méritent d'être **petites**. Il ne faudrait pas non plus que nos amis n'aient plus faim, ce serait trop dommage !
Des verrines de 2 cuillères à café,
Des canapés dégustés en 2 bouchées,
Une brochette en 2 croc',

Le nombre de portions

4 à 6 unités par personne est une quantité très raisonnable avant un repas. Pour un apéritif dinatoire, il faudra en compter un peu plus.

Le timing

Veiller à servir l'apéritif dans un délai raisonnable avant le repas principal. Cela permettra aux invités de profiter de l'apéritif tout en gardant un appétit suffisant pour le repas à venir. Généralement une durée de 30 à 45 minutes entre l'apéritif et le début du repas est raisonnable.

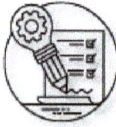

Récap'

4 à 6

Unités par personne

3 à 4

Variétés

J'ai 10 personnes à table c'est 40 à 60 préparations maison à prévoir sous 3 à 4 variétés. Si je prépare 3 variétés, je peux en fabrique rentre 15 et 20 unités pour chacune. Si je prépare 4 variétés, je vais estimer entre 10 et 15 unités pour chacune

Passons en cuisine

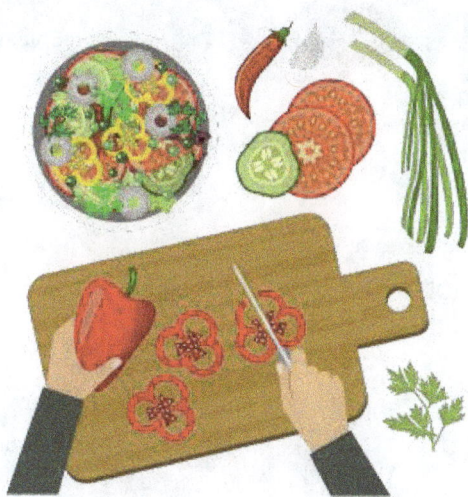

Chips de pomme de terre au four

Pour 4 à 5 personnes

Les ingrédients

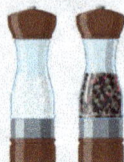 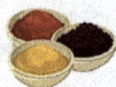

Pomme de Terre à purée	2 ou 3
(Bintje, Caesar, Manon, Marabel...)	
Eau du robinet	Si besoin

Poivre en grains	1 pincée
Sel fin	1 Pincée
Epices	Selon goût

Informations

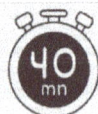

40 mn
De préparation

Saisons	Prix		
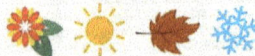	Faible	Casserole	15 mn
		Four Trad.	180°C 12mn

Préparation de la purée

- Éplucher les pommes de terre

- Découper en petits cube de 2 cm

- Cuire dans une eau légèrement salée pendant 15 mn environ

- Ecraser la purée et passer au chinois ou au moulin ➔ absence de morceaux !

Assaisonnement et mise en forme

- Assaisonner (dans un saladier) la purée avec les aromates et épices

- Disposer sur plaque et papier cuisson des petits tas de la taille d'une noisette

- Aplatir finement et uniformément avec un support bien plat en utilisant un bout de papier sulfurisé pour éviter que la purée ne colle à votre support

Cuisson au four traditionnel

- Cuire 10 à 14 mn à 180°C chaleur tournante au four traditionnel

- Surveiller la cuisson et obtenir des chips croquantes jusqu'au milieu

Ces chips maison sont extras !
Pour les aplatir, utiliser un support bien plat et glisser un bout de papier sulfurisé pour éviter que cela ne colle entre la purée et votre support pressoir. C'est hyper rapide et propre.
Assaisonner comme il vous plaira : Paprika, ail, fines herbes, piment d'Espelette, sauce poulet rôti ... Hum !
En plus, ça jette en visuel, vos invités seront conquis !

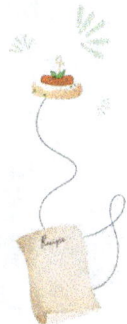

Pickles de légumes à l'aigre douce

Les ingrédients

Mélange de légumes
Chou fleur
Radis
Concombre
Carottes
Oignons

2 % de gros sel
2% de sucre poudre
Poivre en grains
70% Eau
30 % Vinaigre blanc

Informations

90 mn
De préparation

Saisons	Prix	Stérilisation	
	Faible	Au four	1H 110°C

Préparation des légumes

🐾 Éplucher et couper les légumes

🐾 Réserver sur un plateau

Préparation de la saumure

🐾 Bouillir 2L de saumure
  ➢ 1.4L d'eau = 70%
  ➢ 0.6L de vinaigre = 30%

🐾 Ajouter le sel, le sucre et les aromates

Voilà un apéritif qui vaut la peine d'être préparé tellement il est facile et économique. Il se conserve très bien et longtemps. Ainsi on le prépare quand on récupère de son jardin ou d'un ami quelques légumes croquants. On les coupe en bâtonnets, cubes ou rondelles et on les conserve dans une saumure.

Cette recette nécessite un peu de temps de préparation en amont. L'épluchage et la découpe sont assez longs. Mais vous retrouverez plus tard dans l'année.

Un véritable régal idéal pour les apéros à l'improviste. Pop' et c'est ouvert !

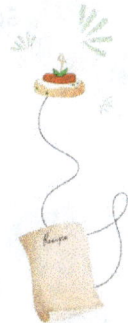

Mise en pot

🐾 Insérer les légumes et bien les tasser le plus possible

🐾 Tasser jusqu'à 1 cm du bord

🐾 Verser la saumure bouillante jusqu'au ras du pot

🐾 Refermer avec le couvercle

Stérilisation au four

🐾 Placer au four vos pots pendant 45mn à 1h à 110°C

Laisser refroidir dans le four. Penser à dater les pots à l'aide d'un marqueur noir.

Pois chiche grillés et salés

Pour environ 200 gr de pois chiche grillés

Les ingrédients

Boite de Pois chiche	1 de 420 gr
Poivre en grains	1 pincée
Sel fin	1 pincée
Huile d'olive	2 filets

Informations

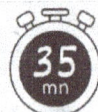

35 mn
De préparation

Saisons	Prix		
	Faible	T° Four	200°C
		Tps cuisson	20-25 mn

Préparation des pois chiche

- ❦ Égoutter la boite de pois chiche

- ❦ Retirer la peau

- ❦ Verser dans un saladier

- ❦ Ajouter l'huile, le sel, le poivre ➔ Assaisonner selon convenance

- ❦ Mélanger le tout puis disposer sur une plaque de cuisson avec son papier

Cuisson au four

- ❦ Cuire à 200°C environ 25 mn

- ❦ Surveiller à 20 mn. Si les pois chiche

  - ➢ Sont encore mous ➔ poursuivre la cuisson quelques minutes

  - ➢ Sont croquants ➔ Arrêter la cuisson

A l'image tout simplement des cacahuètes ou pistaches grillées et salées ! Mais vous les aurait faits vous-même et avec un légume sec d'une valeur nutritionnelle excellente.

A consommer avec modération (teneur en sel).

Le retrait de la peau est une étape assez longue (environ 10 mn). Je plonge les pois chiche dans un saladier d'eau froide et je les fais rouler entre mes mains. J'écarte les peaux progressivement. Si besoin, je recommence 2 ou 3 fois. L'absence de peau est cruciale pour un houmous super lisse et onctueux, fondant sur la langue.

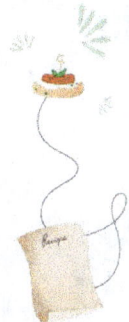

Mes légumes d'été cuisinés

Pour 4 à 6 personnes

Les ingrédients

1 courgette jaune
1 courgette verte
1 /2 poivron rouge ou vert
1/2 poivron jaune

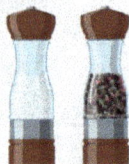

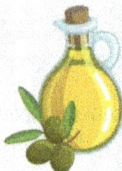

1 c à s. d'huile d'olive
1 gousse d'ail
Poivre en grains
Sel fin
Aromates

Informations

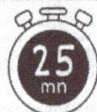

25 mn
De préparation

Saisons	Prix	Cuisson	Poele
	Faible	Tps cuisson	15 mn

Mise en œuvre

Préparation des légumes

🦶 Laver les légumes

🦶 Émincer les légumes en brunoise (petits dés)

Cuisson à la poêle

🦶 Chauffer l'huile d'olive

🦶 Ajouter les légumes et les cuire Al dente

🦶 Assaisonner selon son goût

🦶 Laisser refroidir sur plaque ou dans une assiette

Utilisation

Vous pouvez utiliser ses légumes pour votre accompagnement de plat principal et en profiter pour dresser quelques apéritifs.

➤ Légumes d'été sur croûtons de pain grillé

➤ Légumes d'été sur blinis

➤ Légumes d'été en verrine avec un mélange de boulgour

C'est une préparation assez simple et rapide. Elle est généreuse en légumes d'été.

Elle est nettement plus appréciée lorsque la cuisson est al dente, c'est-à-dire en conservant un léger croquant.

L'ajout d'ail dans la recette relève les saveurs. Pour les yeux, on utilisera du jaune, du vert et du rouge. Un vrai régal autant visuel qu'en bouche.

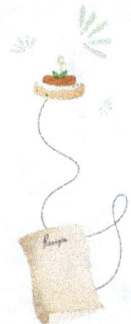

Champignons persillés

Pour 4 personnes

Les ingrédients ✓

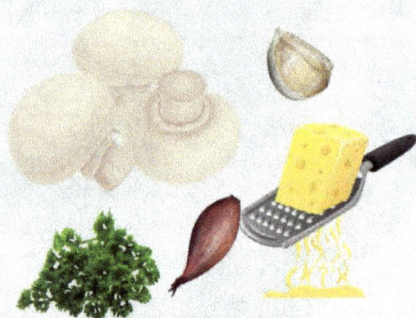

Champignon de Paris	12
Echalote	1
Gousse d'ail	1
Persil frisé	1 C. à s..
Fromage râpé	1 C. à s.
Chapelure de blé dur	1 peu

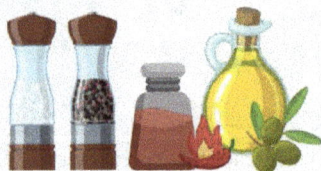

1 C à s. d'huile d'olive	2 filets
Poivre en grains	1 pincée
Selin fin	1 pincée
Piment d'Espelette	1/2 pincée

Informations

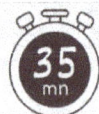

35 mn
De préparation

Saisons	Prix	A la poêle	5 mn
	Faible	Four	180°C - 25 mn

Préparation des champignons

🌱 Retirer la base des champignons, l'intérieur et réserver dans un bol

🌱 Disposer les champignons vidés sur une plaque de cuisson

Préparation de la farce et cuisson à la poêle

🌱 Éplucher l'échalote et l'ail

🌱 Séparer votre bol de pieds de champignons en deux portions puis :

➢ Hacher assez finement la 1ère portion avec l'ail, l'échalote et le persil➔ réserver

➢ Hacher assez grossièrement la 2nde portion de pieds de champignons ➔ réserver

🌱 Mélanger les 2 préparations ensemble

🌱 Ajouter, sel, poivre, huile d'olive, piment d'Espelette et un peu de chapelure

🌱 Cuire le tout à la poêle pendant 3 ou 4 mn

Cuisson au four

🌱 Farcir les champignons avec la farce

🌱 Rectifier l'assaisonnement si besoin

🌱 Parsemer de la chapelure et du fromage râpé sur le dessus

🌱 Cuire au four à 180°C pendant 25 mn

Petit apéritif à la saveur d'ail et légèrement pimenté. Découvrez une explosion de saveurs dans nos champignons farcis : un mélange harmonieux d'arômes et de textures, délicieusement croustillant à l'extérieur, fondant à l'intérieur.

Crackers Nordiques

Pour une vingtaine de crackers

Les ingrédients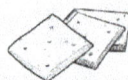

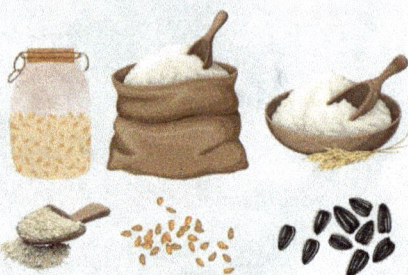

Flocons d'avoine	15 gr
Farine de sarrasin	30 gr
Farine de blé T65	35 gr
Graines de sésame	15 gr
Graines de Tournesol	15 gr
Graines de Courges	25 gr

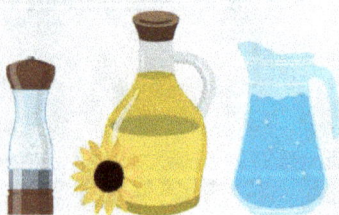

Eau	65 ml
Huile de Tournesol	20 ml
Sel fin	2 gr

Informations

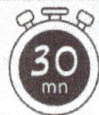
30 mn
De préparation

Saisons	Prix	T° Four	170°c
	Faible	Tps cuisson	20-25mn

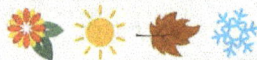

Préparation de la pâte

🐾 Dans un saladier, déposer tous les ingrédients secs ➜ mélanger

🐾 Ajouter l'eau et l'huile ➜ Mélanger avec une spatule (pâte assez collante

Entre deux feuilles de papier sulfurisé

🐾 Abaisser à l'aide d'un rouleau à pâtisserie

🐾 Obtenir une pâte très fine de 1 mm (c'est la clé d'un crackers sec et croquant)

🐾 Découper avec une roulette ou au couteau des crackers

Cuisson au four

🐾 Déposer la feuille contenant la pâte sur une plaque à cuisson

🐾 Cuire à 170°C pendant 20 à 25 mn

🐾 A la fin de la cuisson, laisser dans le four, sécher, porte ouverte. Si une autre cuisson

est prévue après, alors vérifier au centre de la plaque si les crackers sont bien cassants.

Si ce n'est pas le cas, prolonger la cuisson de 3 à 5 minutes.

Une recette de crackers très riche en nutriments. Le plein de minéraux garanti ! Faits maison, ces crackers deviennent économiques.
Pour qu'ils soient bien croquants et secs, il est impératif d'obtenir une pâte bien fine, puis de cuire lentement à une température plus douce et plus longtemps. L'objectif étant d'obtenir un séchage. Les crackers se conservent assez longtemps dans un pot hermétique dès lors que le séchage au four est réussi.

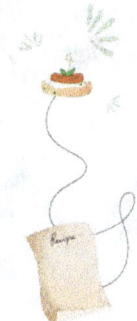

Crackers à la ciboulette

Pour une vingtaine de crackers

Youtube

Les ingrédients ✅

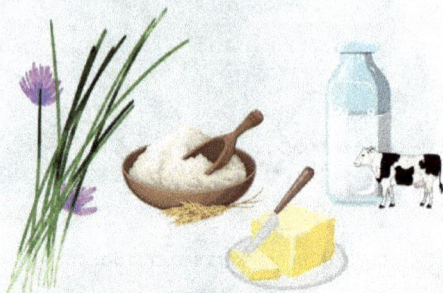

Farine de blé T45	150 gr
Lait de vache entier	60 ml
Beurre doux fondu	30 gr
Ciboulette fraiche	30 gr

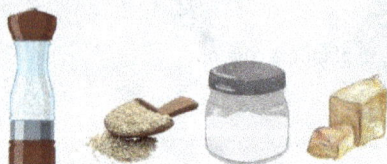

Sel fin	2gr
Levure fraîche	2gr
Bicarbonate de soude	1gr
Graines de sésame	15 gr

Informations

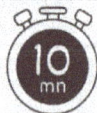

10 mn
De préparation

Saisons	Prix	T° Four	170°c
🌸 ☀️ 🍂 ❄️	Faible	Tps cuisson	20-25 mn

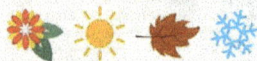

Dans un saladier

- Ajouter le lait, la levure fraîche ➜ Mélanger

- Ajouter le beurre fondu, le sel fin et le bicarbonate ➜ Mélanger

- Ajouter la ciboulette finement hachée et les graines de sésame ➜ Mélanger

- Ajouter la farine ➜ mélanger jusqu'à obtenir une pâte homogène

- Laisser reposer 30 mn en couvrant le pâton pour éviter le croutage

Après 30 mn

- Abaisser la pâte finement (environ 1 à 2 mm maximum) avec un rouleau

- Découper au couteau ou avec une roulette vos crackers

- Les disposer, espacés, sur une plaque avec son papier sulfurisé

- Piquer chaque cracker avec une fourchette

Cuisson

- Cuire au four à 170 °C pendant 20 à 25 mn

- Laisser sécher, quelques minutes, dans le four éteint en laissant la porte ouverte

- Refroidir sur grille avant de les conserver dans un pot hermétique

Vous pouvez utiliser d'autres farines, il faudra cependant ajuster l'hydratation. La ciboulette fraîche peut être remplacée par d'autres aromatiques fraîches de votre jardin. Si vous utilisez des herbes lyophilisées, divisez la quantité par 2 ou 3 selon votre goût. Les crackers doivent être bien dorer et bien secs en sortant du four. Il faut alors une basse température comme 170°C et allonger le temps. Adaptez-vous à votre four.

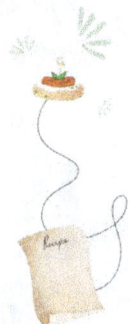

Trempette olive et origan

Pour 18 à 20 trempettes

Les ingrédients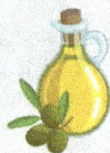

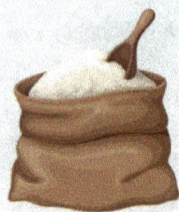

Farine de blé T45	200 gr
Huile d'olive	60 ml
Eau du robinet	60 ml

 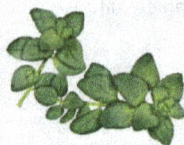

| Sel fin | 3.6gr |
| Origan séché | 2 c. à c. |

Informations

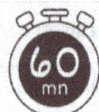

60 mn
De préparation

| Saisons | Prix | T° Four | 180°C |
| | Faible | Tps cuisson | 25 mn |

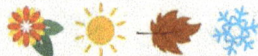

Dans un saladier – Frasage

🌱 Mélanger farine, sel, huile, eau et origan

🌱 Pétrir légèrement et former une boule

🌱 Laisser reposer 30 mn) en couvrant le pâton (T° ambiante)

Sur le plan de travail / Mise en forme

🌱 Abaisser le pâton en un rectangle (Largueur : 7-8cm / Epaisseur 0.5 cm)

🌱 Couper des bâtons dans la largeur avec un coupe pate ou couteau

🌱 Disposer les trempettes sur une plaque de cuisson

Cuisson au four

🌱 Cuire au four environ 20- 25 mn à 180°C ou jusqu'à une belle coloration dorée

C'est la trempette qui fera sensation. Croquante et très légèrement friable, elle se marie très bien à toutes vos préparations à tartiner ou sauce à tremper.
Elle est très rapide à réaliser, en moins de 5 mn indépendamment du temps de repos et de cuisson. Vous êtes libres de cuisiner autre chose pendant ce temps.

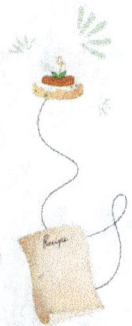

Une base pour cake apéritif

Pour un moule de 600 gr

Les ingrédients ✅

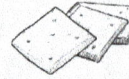

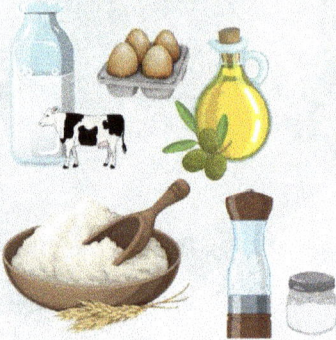

PREPARATION DE BASE	CAKE
Farine de Blé	270 gr
Œufs moyens	3
Lait entier	30 ml
Huile d'olive	75 ml
Levure chimique	15 gr
Sel fin	2 pincées

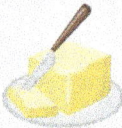

Un peu de beurre pour le moule

Informations

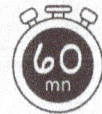
60 mn
De préparation

Saisons	Prix	T° Four	180°C
🌸 ☀️ 🍂 ❄️	Faible	Tps cuisson	45-60mn

Préparation de la base dans un saladier

🐾 Mélanger la farine, la levure chimique et le sel

🐾 Ajouter les œufs et l'huile ➜ Mélanger

🐾 Ajouter le lait progressivement ➜ Mélanger

🐾 Obtenir une pâte lisse et homogène et plutôt épaisse

Cette base de cake est extrêmement rapide à réaliser et économique.

Selon votre envie vous pouvez utiliser des farines plus ou moins complètes de T150 à T45.

Préparation de la garniture

🐾 Préparer 400 gr de garniture de votre choix

🐾 Mélanger à la base pour cake

Pour cette base, une garniture de 400 grammes environ est nécessaire. Il conviendra d'adapter à votre moule.

Préparation du moule

🐾 Beurrer le moule à l'aide d'un pinceau

🐾 Remplir le moule au ¾ de sa hauteur

L'assaisonnement est personnel. Vous pouvez rajouter du poivre, d'autres épices, herbes aromatiques et graines.

Cuisson

🐾 Cuire pendant 45 à 60 mn au four à 180°C

🐾 Vérifier avec la pointe d'un couteau si le cake est cuit (la lame doit ressortir propre)

🐾 Démouler et laisser sécher sur grille

🐾 Découper seulement à froid avec une lame lisse

Exemple de garniture

Tomates confites	Potimarron	Olives marinées	Jambon blanc
Chèvre frais	Noix	Lardons	Emmental
Origan	Graines de courges		Graines de sésame
Saumon frais	Courgettes râpées	Epinards	Tomates confites
Fêta	Carottes râpées	Chèvre	Olives

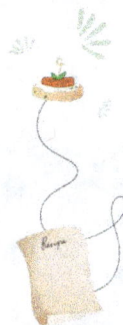

Biscuits de comté et sésame

Pour environ 30 biscuits au fromage d'environ 3 à 4 cm de diamètre

Les ingrédients

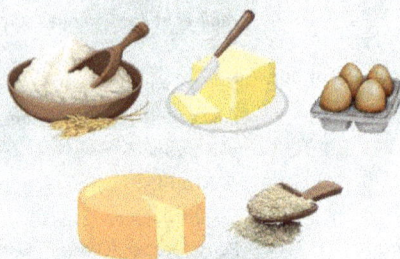

Farine de Blé	100 gr
Beurre doux	50 gr
Œuf moyen	1
Comté râpé	75 gr
Graines de sésame	25 gr

Poivre en grains	1 pincée
Sel fin	1 pincée

Informations

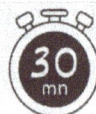

30 mn
De préparation

Saisons	Prix	T° Four	180°C
	Moyen	Tps cuisson	20 mn

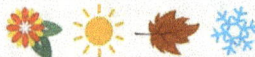

Préparation des biscuits au fromage

🐾 Incorporer le beurre à la farine dans un saladier avec le bout des doigts

🐾 Ajouter l'œuf ➜ Mélanger avec une spatule

🐾 Ajouter le sel, le poivre

🐾 Ajouter le comté râpé et les graines de sésame

🐾 Former une boule bien homogène

🐾 Laisser reposer quelques minutes

🐾 Former un long boudin d'un diamètre de 3 à 4 cm

🐾 Le protéger avec du film alimentaire

🐾 Laisser reposer 1h au réfrigérateur

Cuisson au four

🐾 Sortir le boudin du réfrigérateur et libérer du film alimentaire

🐾 Découper des rondelles de 0.5 cm

🐾 Disposer sur une plaque + papier sulfurisé

🐾 Cuire au four à 180°C 20 à 25 mn selon préférence

🐾 Laisser sécher sur une grille

Ces biscuits sont un véritable délice. La cuisson est à adapter selon les préférences (moelleux à croquants). Plus ils seront croquants et plus il sera possible de les préparer des jours à l'avance. Ils se conserveront facilement dans un bocal hermétique à l'abri de l'air et de la lumière.

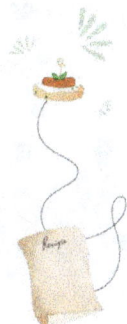

Le houmous de pois chiche

Pour environ 500 grammes de Houmous

Les ingrédients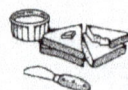

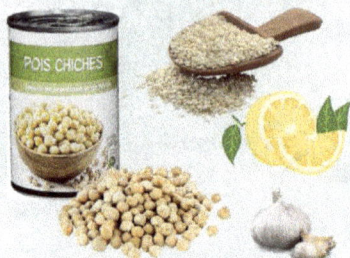

Boite de Pois chiche	1 de 420 gr
Graines de sésame	100 gr
Gousse d'ail	1
Eau	50 à 100 ml
Jus de citron	1 à 2 filets

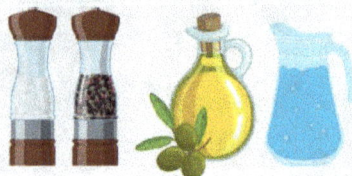

Huile d'olive	2 à 3 filets
Poivre en grains	1 à 2 pincée
Sel fin	1 à 2 pincée

Informations

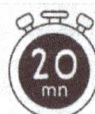

20 mn

De préparation

Saisons

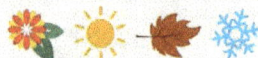

Prix
Faible

Cuisson

Aucune

Préparation de la purée de sésame

🐾 Mixer au hachoir ou blender les 100 grammes de graines de sésame

🐾 Saler et ajouter un filet d'huile ➜ Réserver

Préparation de la purée de pois chiche

🐾 Ouvrir et égoutter la boite de pois chiche

🐾 Retirer la peau des pois chiche

🐾 Éplucher une gousse d'ail

🐾 Mixer au hachoir : pois chiche, l'ail, 1 filet d'huile, sel, poivre, jus de citron

🐾 Ajouter un peu d'eau pour obtenir une texture "crème"

🐾 Ajouter la purée de sésame

🐾 Corriger l'assaisonnement

Le légume à l'honneur ici : Le pois chiche, un légume sec, excellente source de protéines végétales ! Une source de fibres, phosphore, sélénium.
L'avantage d'utiliser ici une boite appertisée est le gain de temps. La recette est autant possible avec un pois chiche sec à tremper et à cuire soi-même.
Le retrait de la peau est une étape assez longue (environ 10 mn). Je plonge les pois chiche dans un saladier d'eau froide et je les fais rouler entre mes mains. J'écarte les peaux progressivement. Si besoin, je recommence 2 ou 3 fois. L'absence de peau est cruciale pour un houmous super lisse et onctueux, fondant sur la langue.
A consommer avec des crackers, trempettes, gressins, pains frais.

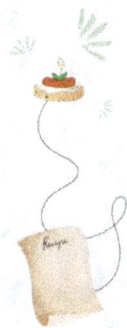

La tapenade aux olives noires

Pour 100 grammes de tapenade environ

Les ingrédients

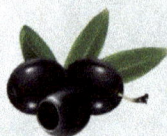
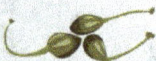
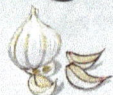
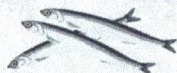

Olives noires dénoyautées	100 gr
Câpres	3 gr
Anchois	15 gr
Gousse d'ail	1

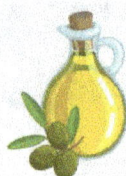

2 à 3 filets d'huile d'olive

Informations

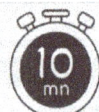

10 mn

De préparation

Saisons	Prix	Cuisson	
	Faible		Aucune

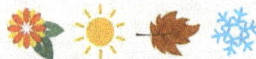

Préparation

- Utiliser un pot haut pour mixer avec un bras plongeant

- Mettre tous les ingrédients

- Mixer quelques secondes

- Ajouter plus ou moins d'huile d'olive selon la texture recherchée

Conservation

- Remplir un pot et bien tasser à la cuillère

- Couvrir d'huile d'olive et refermer

Utilisation

Vous pouvez utiliser cette tapenade de différentes manières.

➢ Directement en bol où chacun se sert avec un gressin

➢ Sur croûtons de pain de tradition grillé

➢ Sur crackers nordique

➢ Dans des verrines

Utiliser des olives noires dénoyautées, vous gagnerez un temps fou. On peut choisir des olives noires en saumure ou préparées selon ses goûts et son budget.

Les anchois sont optionnels mais ils font la différence en matière de saveurs.

Ne pas saler cette recette, elle est déjà fortement avec les olives elles-mêmes et les anchois.

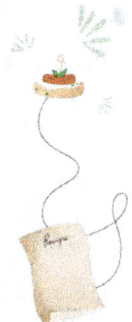

Rillette de sardines

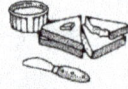

Pour environ 300 grammes de rillettes de sardines

Les ingrédients

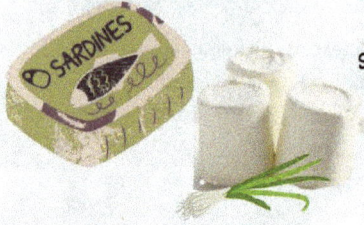

Sardines à l'huile d'olive	2 boîtes
Oignon blanc	1
Petit suisse	2

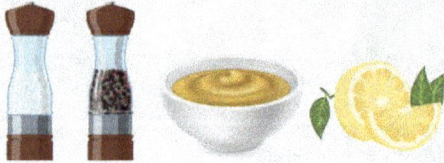

Moutarde 1 c. à c.	
Sel fin 1 pincée	
Poivre en grains 1 pincée	
Filet de citron 1	

Informations

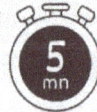

5 mn
De préparation

Saisons	Prix	Cuisson
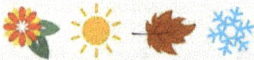	Faible	Aucune

Préparation de la sardine

♥ Écraser à la fourchette les sardines dans un saladier

♥ Hacher l'oignon au hachoir et ajouter à la sardine écrasée

Préparation de la sauce

♥ Mélanger, dans un autre saladier : La moutarde, les petits suisse

♥ Assaisonner selon préférence en sel, poivre, jus de citron

Mélange

♥ Ajouter et mélanger la sauce à la sardine

♥ Présenter dans un joli récipient

Cette recette peut être préparée 24h à l'avance. Il suffira de la réserver, bien fermée, au réfrigérateur à +4°C.
Vous pouvez la servir avec des trempettes, des gressins ou des toasts de tradition grillée.
Je ne perds pas l'huile de mes boites de sardines ! Je badigeonne des rondelles de pain au levain que je toaste ensuite au four. Un peu de sel, poivre, hop sur une plaque de cuisson et 6 mn à 210°c (résistance du haut) . Coupées très fines, mes tartines sont très croquantes. Coupées plus épaisses, elles seront croustillantes sur le côté et moelleuses au milieu.

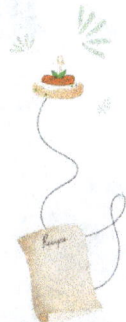

Poivrons rouges confits au four

Pour environ 200 gr cuisinés

Les ingrédients

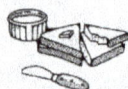

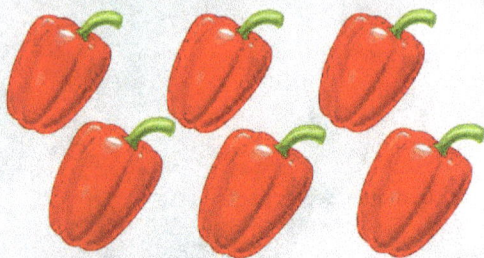

6 beaux poivrons rouges

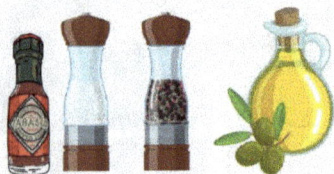

Huile d'olive	1 filet
Tabasco	10 gouttes
Poivre en grains	1 pincée
Sel fin	1 pincée
Herbes aromatiques	

Informations

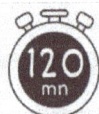

120 mn
De préparation

Saisons	Prix	T° Four	120°C
	Moyen	Tps cuisson	120 mn

Préparation des légumes

🌱 Découper les poivrons en deux

🌱 Retirer les pépins

🌱 Placer sur une plaque de cuisson avec son papier

🌱 Assaisonner selon convenance personnelle

Cuisson au four

🌱 Cuire pendant 2h à 120°C

🌱 Laisser refroidir

Finition

🌱 Retirer la peau à l'aide d'un couteau

🌱 Mixer les poivrons cuits

🌱 Corriger l'assaisonnement et ajouter le Tabasco

🌱 Présenter dans une jolie coupelle

🌱 Assaisonner selon convenance personnelle

Une recette à préparer en amont en raison d'une cuisson longue et lente.

Il est possible aussi de préparer ses poivrons quand on les récolte au jardin en plein été puis, une fois confits, les réserver sous une couche d'huile d'olive tout en étant placé au réfrigérateur. La conservation est de quelques semaines.

D'autres personnes préfèrent, une fois confits, les conserver en pots après une stérilisation au four à 110°C pendant 1H sera de plusieurs mois.

A présenter en verrine ou en tartinades

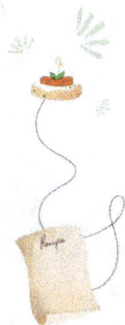

Smoothie pastèque, fraise et menthe

Pour environ 5 verrines de 100 ml

Les ingrédients

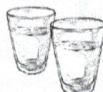

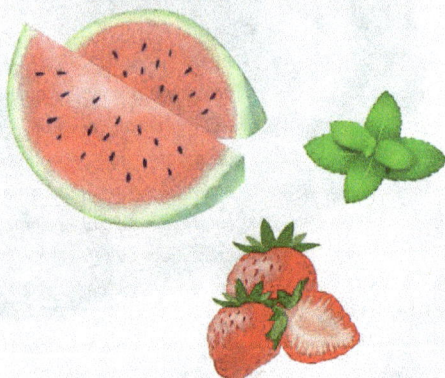

Pastèque	300 gr
Fraises	250 gr
Feuilles de menthe	3 ou 4

Informations

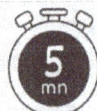

5 mn
De préparation

Saisons

Prix
Moyen

Cuisson

Aucune

Préparation des fruits

🐾 Équeuter les fraises

🐾 Découper de la pastèque en cube

🐾 Laver et préparer 3 à 4 feuilles de menthe

Dans un contenant haut ou au blender

🐾 Verser, dans un contenant haut, tous les fruits

🐾 Mixer avec un bras plongeant

🐾 Passer le jus au chinois pour retirer les grains

Dressage

🐾 Remplir les verrines et décorer avec une mini feuille de menthe

🐾 Réserver au frais

Utilisation

Alors qu'il reste de la pastèque, il est possible de :

- Dresser des brochettes apéritives à base de fruits
- Placer un bol avec des cubes et des pics

Cette recette est extrêmement rafraichissante et d'une saveur délicate.
En été, alors qu'il fait très chaud, c'est l'idéal.

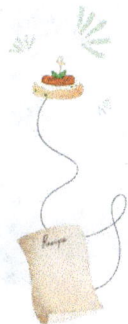

Œufs Mimosa et tabasco

Pour 3 à 4 verrines selon leur taille (Max 80 ml)

Les ingrédients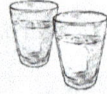

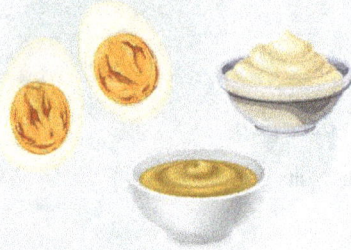

Œufs moyens	3
Mayonnaise	1 c. à soupe
Moutarde forte	1 c. à soupe

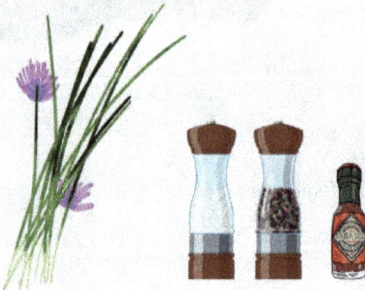

Tabasco	6 gouttes
Sel fin	1 pincée
Poivre	1 pincée
Ciboulette	Décoration

Informations

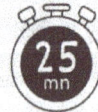

25
mn
De préparation

Saisons	Prix		
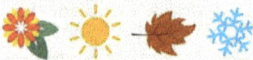	Faible	Casserole	100°c
		Tps cuisson	9-10 mn

Mise en œuvre

Cuisson des œufs

- Cuire dans une eau bouillante les œufs pendant 10 minutes

- Refroidir à l'eau froide

Préparation

- Éplucher les œufs

- Séparer le jaune des blancs

- Mixer les jaunes avec la mayonnaise, le tabasco, la moutarde et condiments

- Mixer seul, à part, les blancs d'œufs

Dressage de la verrine

- Dresser une couche de blanc d'œufs au fond de la verrine

- Dresser une couche de préparation de jaune par-dessus

- Décorer avec un peu de poivre et ciboulette

*La taille des verrines ne devrait pas dépasser 40 ml à 50 ml et
1 verrine par personne suffit pour ce type d'apéritif.*

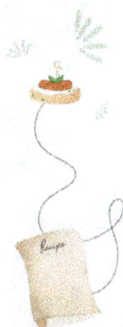

Mélange boulgour et légumes d'été

Pour 3 à 4 personnes

Les ingrédients

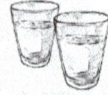

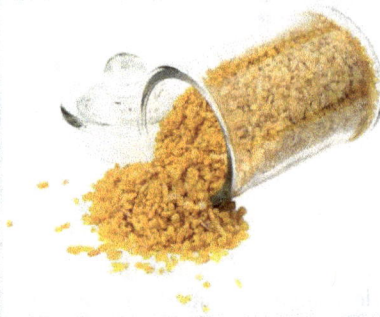

Légume d'été cuisiné   100 gr
Boulgour   60 gr

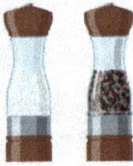

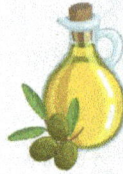

1 c à s. d'huile d'olive
Poivre en grains
Sel fin

Informations

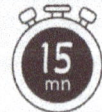

15 mn
De préparation

Saisons	Prix	Cuisson	A la casserole
	Faible	Temps	7-8 mn

Préparation du boulgour

❧ Bouillir de l'eau à la casserole

❧ Cuire le boulgour 7 – 8 mn ou selon les indications du fabricant

❧ Rincer et refroidir à l'eau froide

Préparation

❧ Mélanger, dans un saladier, le boulgour et le mélange de légumes froids

❧ Corriger l'assaisonnement si besoin

Dressage

❧ Introduire la préparation au ¾ de la verrine

❧ Décorer avec quelques herbes

❧ Réserver au froid

La recette des légumes d'été se trouve en début de chapitre.
Il convient simplement de prépare du boulgour, d'en faire un
mélange assaisonné et froid.

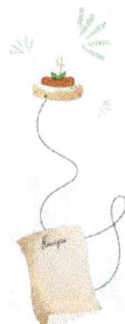

Velouté de potimarron au curry

Pour 5 à 6 verrines de 80 ml

Les ingrédients ✅ 🚫

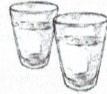

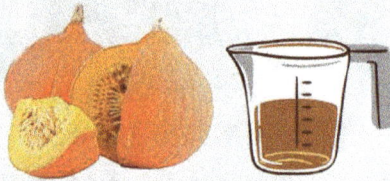

Potimarron	300 gr
Bouillon	300 ml

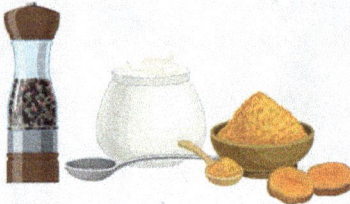

Poivre en grains	1 pincée
Crème fraîche	1 C. à soupe
Curry	1 pincée

Informations

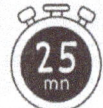

25 mn
De préparation

Saisons	Prix	Casserole	
	Faible	Durée	15 mn

Préparation du potimarron

- Éplucher le potimarron avec précaution
- Découper en petits dés

Un délicieux mini potage de saison avec des saveurs extraordinaires.

Attention à la découpe du potimarron dont la peau peut être assez dure.

Cuisson à la casserole

- Couvrir de bouillon de légumes
- Mijoter à la casserole pendant 15 mn
- Assaisonner
- Mixer
- Rectifier l'assaisonnement
- Ajouter la crème fraîche

La découpe en petits dés permet une dilution des minéraux plus efficaces dans le bouillon et une cuisson plus rapide.

Je préfère souvent ce type de verrine lorsque je propose un potage à mes invités. En général, la saveur séduit et ils sont heureux de retrouver au moment du repas cette petite douceur.

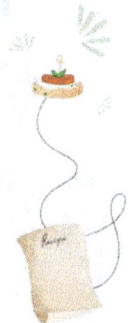

Mise en forme

- Remplir des petites verrines
- Décorer avec une herbes aromatiques

Crème de petits pois et de carottes au cumin

Pour environ 4 à 5 verrines de 80 ml

Les ingrédients

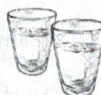

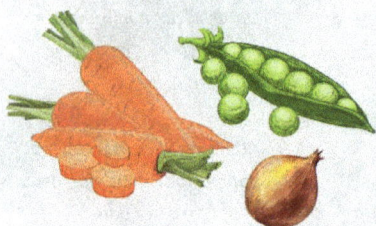

Petits pois frais ou surgelés	150 gr
Carottes moyennes	2
Oignon blanc ou rouge	1/2

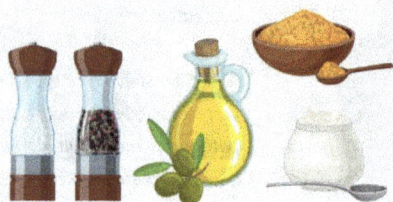

Huile d'olive	2 c à s.
Crème fraîche	1 c à s.
Poivre en grains	1 pincée
Sel fin	1 pincée
Cumin	1 pincée

Informations

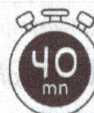

40 mn
De préparation

Saisons	Prix	Cuisson	A la poêle
	Faible	Durée	20-25 mn

Préparation des petits pois

🐾 Cuire les petits pois dans une poêle chaude et huilée (15 à 20 mn)

🐾 Couvrir et arroser d'eau régulièrement

🐾 Mixer les petits pois cuits avec 1 cuillère de crème, un peu d'eau si besoin

🐾 Saler et poivrer

Préparation des carottes

🐾 Éplucher l'oignon ➜ Émincer ➜ Réserver

🐾 Éplucher les carottes ➜ découper en tout petit dés ➜ Réserver

🐾 Rissoler les oignons à la poêle dans un peu d'huile

🐾 Ajouter les dés de carottes, le cumine, couvrir, mouiller avec de l'eau régulièrement

🐾 Cuire pendant 20 minutes ➜ Écraser ensuite à la fourchette

Dressage des verrines

🐾 Disposer la purée de petits pois en premier au fond de la verrine

🐾 Ajouter l'écrasée de carottes par-dessus

🐾 Décorer avec une note de poivre et des herbes aromatiques

🐾 Réserver au frais

De la couleur dans vos verrines et une saveur sucrée salée !

D'un point de vue gustatif, les petits pois ont une saveur douce et légèrement sucrée, tandis que les carottes ont une douceur naturelle et une texture croquante. Ensemble, ils peuvent créer un équilibre de saveurs agréable dans un plat.

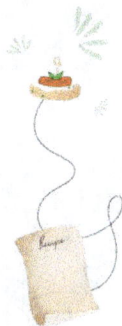

Tapenade, chèvre et tomates persillées

Pour environ 4 verrines de 80 ml

Les ingrédients

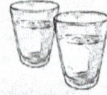

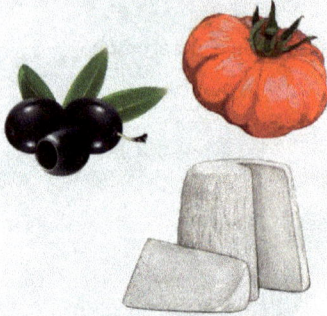

Tapenade à olives noires	80 gr
Fromage de chèvre frais	80 gr
Tomates anciennes	160 gr

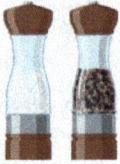

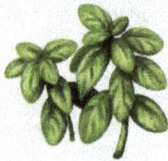

Poivre en grains	1 pincée
Sel fin	1 pincée
Herbes aromatiques	1 pincée

Informations

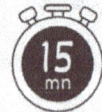

15 mn
De préparation

| Saisons | Prix | Cuisson | Aucune |
| | Faible | Durée | - |

Préparation des tomates

❧ Laver et couper les tomates en tous petits morceaux

❧ Assaisonner dans un bol à votre convenance

Préparation du fromage de chèvre

❧ Délayer le fromage dans un bol avec un peu de lait

Dressage

❧ Remplir le fond de la verrine avec une belle cuillère de tapenade

❧ Ajouter dessus délicatement une belle cuillère de fromage frais

❧ Ajouter enfin jusqu'au ¾ de la verrine les tomates assaisonnées.

❧ Décorer avec une pointe de fromage frais et d'aromates

❧ Réserver au frais

Très belle préparation colorée.

On dressera de tapenade noire sur ¼ de hauteur de la verrine. Puis, un autre quart de fromage frais (blanc) viendra contraster. La moitié de la verrine est alors pleine, on complétera généralement d'un tiers avec la tomate rouge qui apportera la couleur.
Un visuel très réussi.

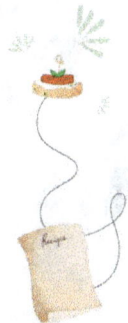

Roulé galette de Sarrasin et fromage frais

Pour 2 à 3 galettes de 26-28 cm

Les ingrédients

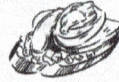

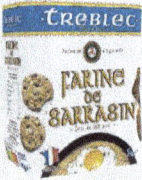

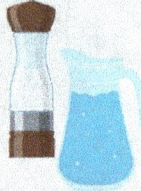

PREPARATION DES GALETTES

Farine de Sarrasin	100 gr
Eau	250 à 300 ml
Sel fin	1 pincée

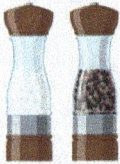

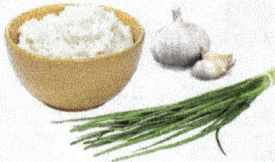

PREPARATION DE LA TARTINADE

Faisselle	200 gr
Gousse d'ail	1
Ciboule	3 à 4 brins
Sel fin	1 pincée
Poivre en grains	1 pincée

Informations

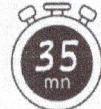

35 mn
De préparation

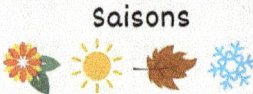

Saisons	Prix	Cuisson	A la poêle
	Faible		7-8 mn
		Temps	

Préparation des galettes

- Mélanger dans un saladier la farine de sarrasin et l'eau
- Obtenir une pâte lisse et très fluide pour la cuisson
- Cuire à la poêle huilée en faisant en sorte qu'il n'y ait pas de trous
- Réserver

Préparation de la tartinade

- Égoutter la faisselle le temps de la cuisson des galettes
- Éplucher l'ail et émincer très fin
- Éplucher la ciboulette et émincer fin
- Mélanger dans un saladier la faisselle, l'ail, la ciboule
- Assaisonner de sel et poivre selon préférence personnelle

Mise en forme

- Étaler de la tartinade sur une galette
- Réserver au congélateur 15 mn pour faciliter la découpe
- Découper en rondelle de la largeur d'un doigt et piquer avec un cure dent.
- Présenter dans une jolie assiette

Le roulé bien connu de tous les apéritifs ! Cependant, ici, il aura été réalisé à partir d'une galette de Sarrasin faite maison.

*La farine de Sarrasin appelée communément "farine de blé noire" n'est pas une farine de blé. Le sarrasin n'est même pas une céréale, il s'agit en réalité d'une graine issue d'une plante appelée **Fagopyrum esculentum**. En plus d'être sans gluten, le sarrasin est également une source de protéines, de fibres et riche en nutriments, ce qui en fait un aliment qualitatif.*

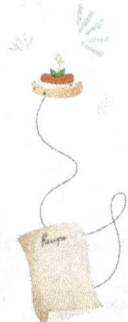

Tarte à la compotée de tomates et d'oignons

Pour une vingtaine de mini tartelettes

Les ingrédients ✅

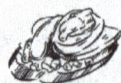

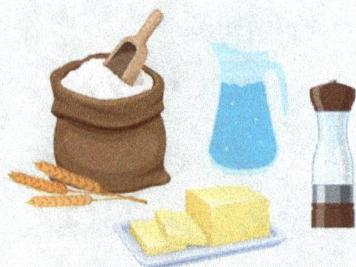

PÂTE BRISEE

Farine T45	100 gr
Beurre doux	50 gr
Eau froide	25 gr
Sel fin	1 pincée

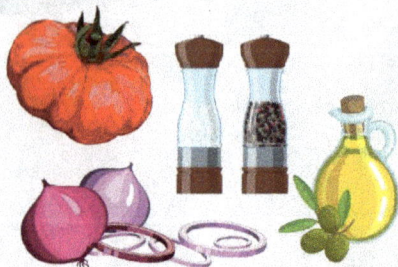

COMPOTEE TOMATES OIGNONS

Tomates anciennes	2
Oignon blanc ou rouge	1/2
Sel fin	1 pincée
Poivre	1 pincée
Huile d'olive	1 C à S.

Informations

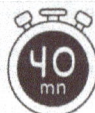

40 mn
De préparation

Saisons	Prix	A la poele	15 mn
☀️🍁	Faible	Au four	200 °C - 18 mn

Préparation de la pâte brisée

🐾 Préparer la pâte brisée ➜ Réserver au froid et couverte

🐾 Laisser reposer au moins 30 mn

Préparation de la garniture tomates et oignons

🐾 Éplucher l'oignon ➜ Émincer ➜ Réserver

🐾 Laver les tomates ➜ couper en petits morceaux ➜ Réserver

🐾 Rissoler les oignons dans une poêle huilée et chaude

🐾 Ajouter les tomates ➜ Cuire ➜ Réduire jusqu'à caramélisation

🐾 Réserver au froid

Mise en forme et cuisson

🐾 Abaisser la pâte finement

🐾 Découper à l'emporte-pièce des mini cercle ➜ disposer sur une plaque de cuisson

🐾 Disposer 1 cuillère à café de compotée de légumes

🐾 Cuire au four à 200°C pendant 18-20 mn

On comptera environ 2 ou 3 mini tartelettes par personne mais cela peut varier selon s'il s'agit d'un apéritif ou un apéritif dînatoire et la diversité des préparations.

Vous pouvez prévoir d'autres garnitures.

Il est intéressant d'utiliser une préparation du repas pour la conception des bouchées apéritives. L'apéritif est une mise en bouche et il invite à apprécier déjà ce qui suivra. C'est également un gain de temps et d'énergie.

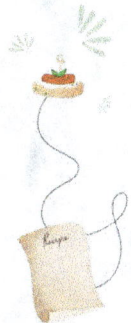

Blinis et écrasé de maquereaux

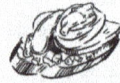

Pour environ une vingtaine de blinis de 3.5 cm à 4 cm de diamètre

Les ingrédients

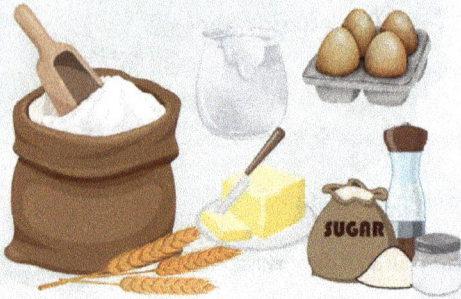
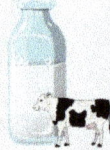

PÂTE POUR BLINIS	
Farine T45	100 gr
Yaourt nature	1
Œuf entier	1
Beurre doux	10 gr
Sel fin	1 pincée
Sucre en poudre	1 c. à c.
Levure chimique	5 gr

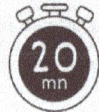

SI BESOIN	
Lait	10 à 30 ml

Informations

20 mn
De préparation

Saisons	Prix	Cuisson	A la poêle
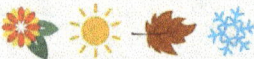	Faible	Durée	10 mn

Mise en œuvre

Réalisation de la pâte à blinis

- Mélanger la farine et la levure chimique dans un saladier
- Ajouter le sucre et le sel
- Incorporer le yaourt, l'œuf et le beurre fondu
- Mélanger avec un fouet
- Laisser reposer 5 mn, c'est prêt !
- Badigeonner une poêle d'huile de Tournesol ➔ chauffer
- Disposer des petits tas bien espacés (½ cuillère à soupe)
- Cuire le premier côté 2 à 3 mn (attendre que sa lève)
- Retourner et cuire 2 mn de l'autre côté (même levée de la pâte)
- Réserver sur une grille !

Préparation de l'écrasé de maquereaux

- Choisir une boîte de maquereau, l'ouvrir et écraser la chair à la fourchette

Mise en forme

- Disposer simplement un peu d'écrasé de maquereaux sur les blinis
- Décorer et réserver au frais

Un apéritif marin !
Vous pouvez varier les boîtes de maquereaux en sauce au naturel, à la moutarde ou autre bien entendu. L'écrasé est rapide et le blinis est un petit support très simple aussi à préparer.
En quelques minutes vous voilà avec un apéro de prêt !

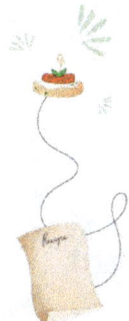

Coupelles de parmesan

Pour 4 coupelles de parmesan

Les ingrédients

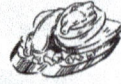

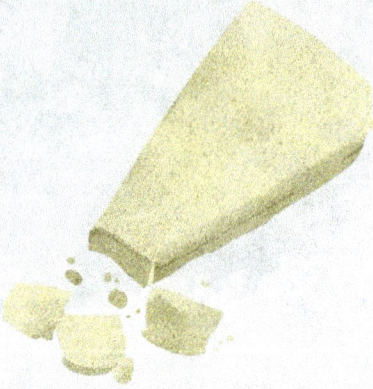

Parmesan râpé   120 gr

Informations

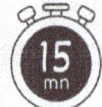

15 mn
De préparation

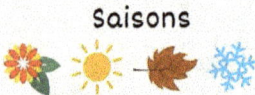

Saisons	Prix	Four	180 °c
	Moyen	Durée	8-10 mn

Préparation (sur plaque et papier sulfurisé)

🦃 Disposer un cercle de parmesan d'une largeur de 7-8 cm

🦃 Laisser cuir et fondre au four

Mise en forme

🦃 Prépare votre contenant (verrine, mini verre...) à l'envers

🦃 Utiliser des gants ou autre chose facile qui protège vos doigts de la chaleur

🦃 Sortir la plaque du four

🦃 Décoller avec un ustensile la galette de fromage

🦃 Déposer immédiatement sur le fond du contenant

🦃 Resserrer autour du contenant fermement pendant quelques secondes.

Utilisation

On peut dresser les coupelles avec différentes garnitures non liquides.

- Des légumes cuisinés (légumes d'été, champignons persillés ...)
- Mélange des tomates persillées
- Différentes compotées qui marient bien avec le parmesan

Petits canapés qui font leur effet, je vous le garanti.

C'est très simple et en même temps il faut être rapide et agile pour leur fabrication.

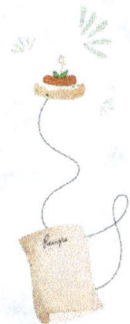

Croûtons tradition à l'ail au four

Pour environ 25 toasts

Les ingrédients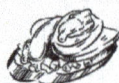

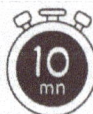

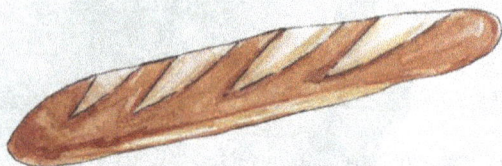

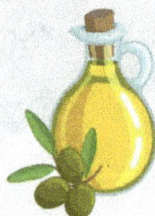 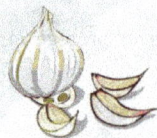

Baguette tradition	1
Huile d'olive	2 c à s.
Gousse d'ail	1

Informations

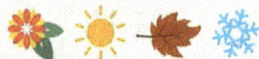

10 mn
De préparation

Saisons	Prix	Four	230°C
	Faible	Durée	5 - 6 mn

Préparation du pain

- Trancher la tradition en rondelles épaisses de 1.5 cm

- Disposer les tranches sur une plaque recouverte de papier sulfurisé

- Huiler les tranches à l'aide d'un pinceau

- Frotter chacune des tranches avec une demi-gousse d'ail

Cuisson

- Cuire, au four à 230 °C pendant 5 – 7 mm selon la coloration recherchée

- Laisser refroidir et sécher sur une grille

Utilisation

On peut dresser les croûtons avec différentes garnitures également :

- Mélanges type crevettes, citron, échalote et coriandre
- Tapenade
- Légumes cuisinés

C'est un classique mais parfois il est plus simple de juste se limiter à trancher du pain.
En les préparant, la combinaison de texture « croustillant » et « moelleux » renforce la qualité de l'apéritif.

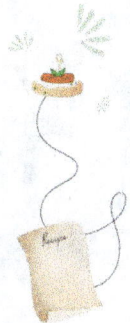

Crevettes marinées ail et citron

Pour 4 brochettes de 5 crevettes

Les ingrédients

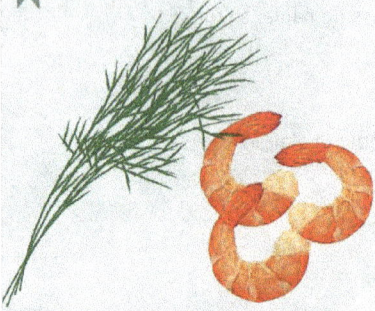

Crevettes roses décortiquées   20

Huile d'olive	4 c à s.
Gousse d'ail	1
Poivre en grains	1 pincée
Sel fin	1 pincée
Tabasco	5 à 10 gouttes

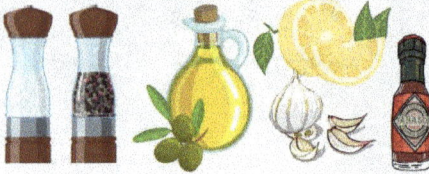

Informations

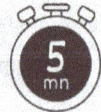

5 mn
De préparation

Saisons

Prix
Faible

Marinade   2h mini

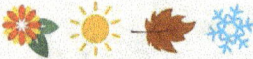

Mise en œuvre

Les crevettes

- Décortiquer les crevettes et les réserver au frais

La marinade

- Préparer la marinade dans un saladier qui ferme

- Mélanger tous les ingrédients ➜ huile, sel, poivre, tabasco, aneth

- Ajouter le citron pressé

- Ajouter l'ail pressé

- Ajouter enfin les crevettes dedans et laisser mariner au moins 2H au froid

Dressage de la crevette

- Dresser les brochettes avec 5 crevettes

- Décorer avec ce qu'il y a disposition (salade, tomate cerise ...)

- Réserver au froid jusqu'au service

Rien de plus simple et rapide à réaliser, mis à part le fait d'y penser un peu à l'avance pour leur laisser le temps de se parfumer.

Apéro fraicheur et qui plait à tout le monde.

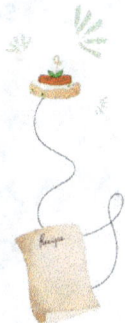

Poulet mariné caramélisé au miel

Pour 4 brochettes

Les ingrédients

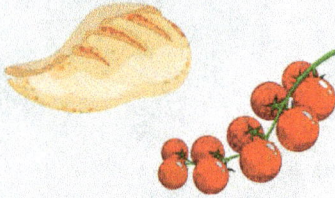

Blanc de poulet	200 gr
Tomates cerises	12

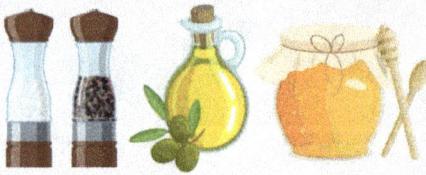

Huile d'olive	1 c à s.
Miel	50 ml
Poivre en grains	1 pincée
Sel fin	1 pincée

Informations

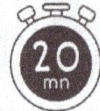

20 mn
De préparation

Saisons	Prix	Marinade	2h mini
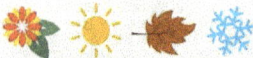	Faible	A la poele	10 mn

Préparation de la marinade

- Découper le poulet en cube (4 cubes par brochettes)

- Disposer le poulet coupé dans un saladier

- Ajouter le miel liquide ➜ mélanger

- Assaisonner

- Réserver 1h au réfrigérateur

- Cuire dans une poêle légèrement huilée

- Obtenir une belle caramélisation

- Réserver au froid

Dressage de la brochette

- Utiliser 4 morceaux de poulet par brochette

- Découper en 2 les tomates cerises

- Piquer 1 morceau de poulet puis une tomate cerise etc...

Les brochettes de poulet mariné au miel offrent une combinaison de saveurs sucrées et salées. Le miel apporte une douceur agréable qui se marie bien avec la saveur naturelle du poulet.

La marinade au miel peut également ajouter une couche de caramélisation légère et appétissante à la surface du poulet lors de la cuisson offrant une texture fabuleuse.

La marinade participe en apportant du moelleux à l'intérieur de la viande.

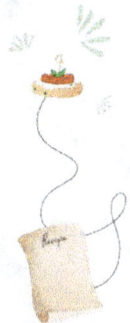

Les brochettes de légumes

Pour 8 à 10 mini brochettes

Les ingrédients

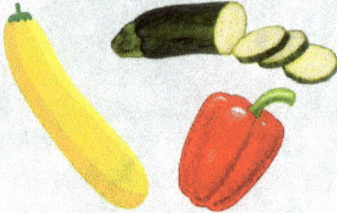

1 courgette jaune
1 courgette verte
1 /2 poivron rouge ou vert
1/2 poivron jaune

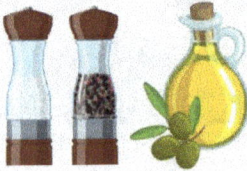

Huile d'olive   2 C à s.
Poivre en grains   1 pincée
Sel fin   1 pincée

Informations

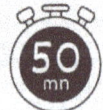

50 mn
De préparation

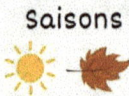

Saisons

Prix
Faible

Au four   180°C
Durée   45 mn

Préparation des légumes

🌱 Laver et préparer l'ensemble de vos légumes

🌱 Découper des cubes adaptés à la taille des brochettes

🌱 Réserver dans un plat

Mise en forme des brochettes

🌱 Piquer les légumes par alternance

🌱 Déposer sur une plaque de cuisson et son papier sulfurisé

🌱 Assaisonner selon convenance personnelle

🌱 Arroser avec un filet d'huile d'olive

Cuisson des brochettes

🌱 Cuire au four à 180°C environ 40-50 mn selon préférence

🌱 Réserver au froid

🌱 Remettre en température au moment du service (5 mn au four)

Délicieuses brochettes et super colorée avec du jaune, rouge et vert. Il est préférable d'utiliser des mini brochettes, faciles à prendre en main.

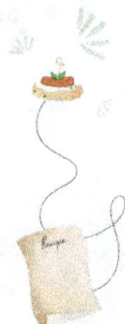

Pics de tomates confites, olives et comté

Pour environ 4 à 5 mini brochettes

Les ingrédients

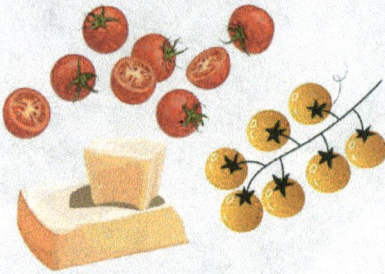

Tomates cerises rouges	300 gr
Tomates cerises jaunes	300 gr

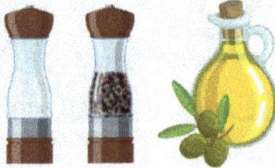

Huile d'olive	1 filet
Poivre en grains	1 pincée
Sel fin	1 pincée
Herbes aromatiques	

Informations

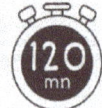

120 mn
De préparation

Saisons	Prix	T° Four	120°C
	Faible	Tps cuisson	120 mn

Préparation des Tomates

- Découper les tomates cerises en deux
- Disposer sur une plaque de cuisson (+ papier)
- Assaisonner selon convenance
- Ajouter 1 filet d'huile d'olive

Pour optimiser son temps et la consommation d'énergie, il est préférable de préparer cette recette avec les poivrons confits en utilisant plusieurs hauteurs. En effet, la même température et le même temps de cuisson seront utilisées.

Utiliser des tomates cerises rouges et jaunes.

Utiliser des olives noires et vertes.

Alterner les couleurs sur les pics et le présentoir.

Se réserve plusieurs heures au réfrigérateur avant le service.

Les tomates cerises confites peuvent être consommées aussi dans des salades composées ou d'autres plats.

Cuisson au four

- Cuire à 120°C au four pendant 2H
- Laisser refroidir

Mise en forme sur cure dent

- Préparer des olives et des cubes de comté
- Piquer 1 tomate, 1 olive, 1 cube de comté

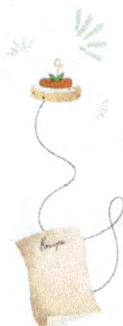

Filet mignon séché

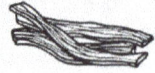

Les ingrédients

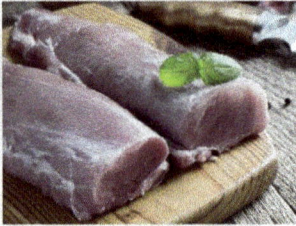

Filet mignon de porc
1, 2 ou 3

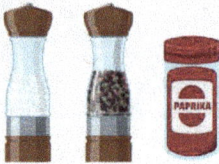

Gros sel	500 gr
Poivres en grains	1 C. à C.
Thym séché	1 C. à C.
Paprika	1 C. à C.

Informations

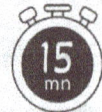

15 mn
De préparation

Saisons	Prix		
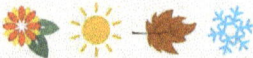	Moyen	Salage	12h
		Assaisonnement	10 mn
		Séchage	3 semaines

Mise en œuvre

Préparation des filets mignons

- Parer la viande sur une planche à découper (retrait du gras, nerf...)

- Couper les bouts afin d'avoir un diamètre régulier du filet mignon
  - ➢ Les morceaux restants pourront être cuisinés autrement

- Disposer une couche de sel au fond du plat

- Poser le ou les filets mignons dessus et recouvrir de gros sel

- Laisser au réfrigérateur 12H (pour des filets mignons d'un diamètre moyen de 4 cm)

Assaisonnement des filets mignons

- Sortir, après 12h, le plat du réfrigérateur et rincer le ou les filets mignons

- Sécher à l'aide d'un torchon sec et bien propre

- Ajouter une épice (thym ou paprika ou poivre)

- Refermer le filet mignon dans son torchon

- Ranger dans le réfrigérateur dans le bac à légume

Durée de séchage

- Compter environ 3 semaines dans le réfrigérateur (bac à légumes)

Le temps de salage peut varier en fonction du diamètre de la viande. On considère environ 12h pour un filet mignon de porc d'un diamètre de 4 cm. On peut augmenter de 1h par centimètre. Il conviendra d'adapter pour éviter que le goût ne soit trop salé.

Le temps de séchage varie en fonction de nos attentes. Plus nous attendrons, plus la viande durcira et plus le goût salé sera prononcé.

A découper finement sur une planche en bois!

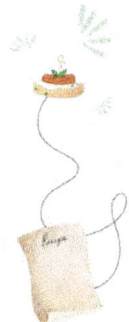

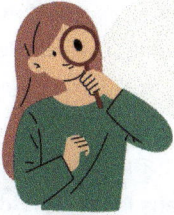

La boite à outils

"Une approche consciente et pleine de sens nous invite à explorer notre relation avec l'alimentation, en écoutant notre corps, en cultivant la pleine conscience et en honorant nos besoins nutritionnels. C'est un voyage vers une alimentation équilibrée et nourrissante, qui éveille notre conscience et nourrit notre bien-être global. "

Une approche consciente de l'alimentation

A l'issu de ce volume, je voulais refaire un petit résumé d'une dimension de l'acte alimentaire. L'approche consciente de l'alimentation est une invitation à repenser notre relation avec la nourriture dans sa globalité. En explorant des concepts tels que l'alimentation intuitive et la dimension bio-psycho-sensorielle, nous sommes amenés à développer une compréhension plus profonde de nos besoins nutritionnels, de nos sensations corporelles et de nos émotions liées à l'alimentation.

L'alimentation intuitive nous encourage à nous reconnecter à notre corps, à écouter ses signaux de faim et de satiété, et à respecter ses besoins individuels. En nous libérant des régimes restrictifs et des règles alimentaires rigides que nous pouvons nous infliger, nous pouvons retrouver une alimentation équilibrée basée sur le respect de notre corps. Cela nous permet de renouer avec le plaisir de manger, de savourer les aliments et de cultiver une relation plus harmonieuse avec la nourriture.

La dimension bio-psycho-sensorielle de notre alimentation nous rappelle que notre expérience de manger va au-delà de la simple satisfaction des besoins nutritionnels physiologique. Notre alimentation est influencée par des facteurs biologiques tels que notre métabolisme et nos hormones, mais aussi par des facteurs psychologiques, tels que nos émotions, nos croyances et nos habitudes. De plus, nos sens jouent un rôle clé dans notre expérience alimentaire, en nous permettant de savourer les goûts, les odeurs, les textures et les couleurs des aliments.

Le Dr. Zermati et le Dr. Apfeldorfer, experts reconnus dans le domaine de l'alimentation consciente, ont apporté une contribution précieuse à cette approche. Leurs enseignements mettent l'accent sur l'importance de la pleine conscience, de l'acceptation de soi et de la confiance en son propre corps. En intégrant leurs principes dans notre vie quotidienne, nous sommes invités à nous affranchir des schémas restrictifs, des jugements et des pressions sociales liés à l'alimentation. Nous pouvons ainsi cultiver une relation saine et bienveillante avec la nourriture, en reconnaissant que chaque individu est unique et mérite d'être respecté dans sa diversité corporelle.

La régulation après des apports un repas copieux

Après un repas copieux, souvent riche en aliments gras, salés et sucrés, notre appétit est plus faible et notre envie de manger réduite pendant plusieurs heures voire un ou deux jours. Parfois, nous ne nous en rendons pas compte et pensons pouvoir rétablir l'équilibre en suivant des règles diététiques que nous avons apprises. Cependant, si la faim ne se manifeste pas, il est préférable d'opter pour d'autres stratégies.

Voici quelques-unes de mes propositions :

💙 Évaluez votre appétit au repas suivant : Si vous ne ressentez pas les signes habituels de faim à l'approche du prochain repas, vous avez deux possibilités :
   a. Sauter le repas si le contexte le permet ;
   b. Manger une quantité plus réduite que d'ordinaire.

💙 Suivez votre instinct : En fonction de la saison, vous pourriez avoir envie de manger une salade composée contenant des légumes riches en fibre, en eau et en minéraux ou un délicieux potage. Vous pourriez être tenté par une tranche de viande froide légère ou un morceau de poisson blanc.

💙 Et rien d'autre. Eh bien soit !

💙 Ajustez les portions : La taille des portions peut être plus petite. On peut toujours aussi sous-estimer et compléter si besoin avec un fruit ou un yaourt nature.

💙 Avoir envie des modes de cuisson plus légers : En général les grillades et le mode vapeur peut nous faire envie dans ces moments-là. Réduire temporairement l'apport en matières grasses permet de soulager le foie, la vésicule biliaire et le pancréas.

💙 Restez actif : Après un repas copieux, une petite promenade digestive peut être bénéfique. Pratiquez une marche légère ou une activité physique modérée pour aider votre corps à digérer.

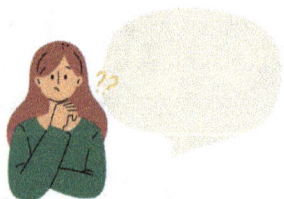

Foire aux questions

Questions les plus courantes en consultation

"Comment faire face aux tentations lors d'événements sociaux où l'apéritif est souvent présent ?"
C'est une question qui revient souvent en consultation.
Je réponds souvent de tenter d'identifier nos déclencheurs en essayant de déceler les situations, les émotions ou les personnes qui nous poussent à "céder" aux tentations. Une fois que nous les avons identifiés en amont, nous pouvons réfléchir à des réponses pour les gérer.

On peut aussi déterminer à l'avance quelques principes que nous aimerions tenir et si nous n'avons pas pu s'en rapprocher de tenter, avec bienveillance, de comprendre pourquoi. Le plus important, à mon sens, est de comprendre ce qui nous éloigne des quelques règles que nous nous fixons. Après tout, sont-elles raisonnables ou trop exigeantes ? Ou bien est-ce que le moment était mal choisi et que la convivialité devait avoir plus de place cette fois ci ? C'est un début de réponse que je formule, mais il y a d'autres sphères à explorer lors d'une discussion avec un patient autour de cette question.

"Comment gérer les boissons sucrées et les petits fours pendant un apéritif professionnel ?"

C'est une difficulté récurrente. Les apéritifs professionnels, même s'ils sont de moins en moins alcoolisés et de plus en plus qualitatifs en raison de l'évolution des modes alimentaires, restent une inquiétude prononcée chez les personnes qui souhaitent retrouver leur poids de forme.

Il est normal de se sentir confronté à des choix difficiles dans ces situations où il est compliqué de dire non alors qu'un contrat vient d'être conclu. Et si ce client venait à dire qu'il n'a plus faim ou encore qu'il doive conduire ou enfin qu'il ne peut tout simplement pas consommer telle ou telle chose. Que penseriez-vous de son objection à respecter ses contraintes ? En consultation, nous travaillons sur les situations et les réponses possibles que vous pourriez émettre et qui vous paraitrez acceptable à entendre.

"J'ai le sentiment qu'en semaine je fournis des efforts bien que cela n'en soit pas vraiment. Mais alors le week-end, on a toujours des repas trop copieux avec des apéros. J'ai juste l'impression de gâcher les bénéfices de ma semaine."

Je comprends cette frustration quant à la façon dont les week-ends peuvent affecter la semaine de progrès. Cependant, j'aime comprendre ce que le patient veut dire lorsqu'il parle de ses efforts en semaine et je demande souvent en quoi cela consiste.

Souvent, en semaine, le patient fait plus attention à son alimentation en mangeant des repas plus équilibrés et avec des portions plus adaptées. Il peut aussi prendre le temps d'écouter ses signes de la faim etc.

Je lui demande ensuite à quoi il se retrouve confronté le week-end et comment il se sent. Nous discutons alors autour de ses frustrations, ses peurs de gâcher potentiellement ses progrès et nous trouvons ensemble des solutions qui lui permettront de profiter des moments conviviaux tout en gardant le cap sur ses objectifs.

"Je me sens parfois gênée ou exclue lorsque je choisis des options plus saines, car on m'a déjà demandé pourquoi je ne goutais pas certaines bouchées apéritives. Je crains aussi de ne pas trouver d'options saines qui me satisferont."

C'est encore une question très fréquente et à chaque fois les solutions sont différentes d'une patiente à une autre. C'est assez propre à chacun, en fonction du ressenti, des valeurs, des objectifs et des croyances alimentaires. Nous discutons alors de ce qui serait envisageable, parfois de compromis pour se sentir inclus tout en ayant un regard sur les objectifs. Les solutions peuvent parfois être étonnantes mais tant qu'elles conviennent à chacun, elles seront bien plus efficaces que celles que je pourrais proposer.

"Quels aliments ou boissons puis-je choisir pendant un apéritif pour maintenir une alimentation équilibrée ? Parce que je suis souvent tenté par les amuse-gueules salés, les chips, les sauces riches et les boissons sucrées. Je me sens aussi influencé par ce que les autres choisissent, ce qui rend mes choix plus difficiles. "

Lors d'un apéritif, il peut être tentant de se tourner vers des options moins saines et il est tout à fait normal d'avoir envie de profiter d'un bon moment, sans trop réfléchir ou "se prendre la tête avec ça" comme je peux l'entendre parfois. Il est important alors de trouver un équilibre entre maintenir nos choix sains et 'autoriser à profiter du moment présent. Toutefois, l'interrogation concernant les aliments et les boissons acceptables persistent. Je prends un peu de temps pour discuter avec mes patients pour les aider à trouver des solutions pratiques ou pour répondre tout simplement à cette question.

"Est-il possible de préparer des apéritifs faits maison qui soient à la fois savoureux et nutritifs?

- Il est tout à fait possible de préparer des apéritifs faits maison qui soient à la fois savoureux et nutritifs. En fait, les apéritifs faits maison offrent une excellente opportunité d'être créatif avec des ingrédients sains, tout en contrôlant la qualité et la quantité des aliments que vous consommez….. " Maintenant, vous, que vous avez lu le livre, vous disposez de réponses plus complètes et que vous pouvez consulter régulièrement.

Voilà quelques-unes des questions les plus fréquentes au cours des consultations et comment je peux être amenée à accompagner les patients dans leur problème de poids. Bien sur ce n'est pas tout. Il est possible de revoir complètement l'alimentation, d'organiser des exercices pratiques et de fournir des outils spécifiques à chaque besoin.

Je serai d'ailleurs ravie de vous accompagner, même à distance, si vous aviez besoin d'une prise en charge personnalisée.

Lexique des symboles

Pour vous aider à mieux utiliser ce livre, j'ai regroupé les différents symboles.

Les visuels et leur signification

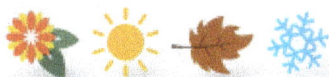

Ce visuel vous indique la saisonnalité des salades en fonction des légumes frais disponibles. La fleur exprime le printemps, le soleil l'été, la feuille l'automne et le flocon de neige l'hiver.

Ce chronomètre vous précise le temps moyen de réalisation d'une salade composée. En général, j'ai inclus les temps de cuisson des aliments. Mais en cas de restes, une salade composée ne demandera pas plus de 5 minutes de réalisation.

Le visuel de la feuille verte vous précise si la salade est végétarienne.

Cette illustration de l'épi de blé barré indique que les compositions sont sans gluten.

Ce pictogramme indique que les recettes ne contiennent pas de lactose.

Dans la même collection

Découvrez la collection complète **SÉSAME** « **S**avoir **É**quilibrer **S**on **A**limentation : **M**on **E**ssentiel » qui explore les différentes thématiques de la diététique traditionnelle et comportementale pour vous accompagner vers une alimentation plus saine. Apprenez à faire des choix éclairés en remettant en question certaines idées reçues, au travers de recettes diverses et variées et grâce à une approche bienveillante qui encourage le soin de soi et une relation sereine avec les aliments.

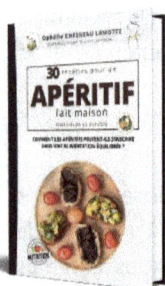

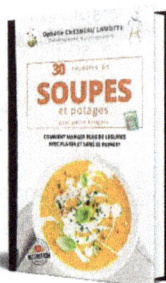

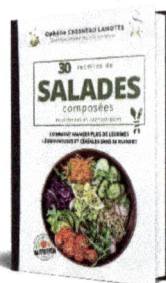

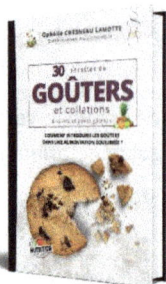

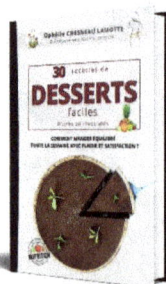

Printemps 2024

Scannez et accédez au site pour donner votre email

INFO

Remerciements

Chers patients, chers lecteurs,

En refermant ce livre, je tiens à exprimer ma profonde gratitude envers chacun d'entre vous. Vous êtes la raison pour laquelle cette collation de livres a vu le jour, et je suis heureuse d'avoir pu répondre à vos questions, demandes et besoins à travers ces pages. Votre curiosité, votre engagement et votre confiance ont été une source d'inspiration. Vos interrogations et vos préoccupations ont été les briques sur lesquelles j'ai construit cet ensemble d'ouvrages, dans l'espoir de vous offrir des réponses et des conseils éclairés.

Chaque échange avec vous a nourri ma pratique en tant que diététicienne nutritionniste, et a renforcé ma conviction que l'alimentation est bien plus qu'une simple nécessité physique. C'est un moyen de prendre soin de soi, de cultiver sa santé et de se reconnecter à notre environnement.

Un grand merci à vous pour votre contribution précieuse à cet ouvrage.

En vous souhaitant une relation de plus en plus sereine avec l'alimentation, je reste à votre disposition pour continuer à vous accompagner sur le chemin d'une alimentation nourrissante et épanouissante.

Avec tous mes remerciements,

Ophélie Lamotte, Diététicienne Nutritionniste
En Juillet 2023

Ophélie Chesneau Lamotte

Bibliographie

LIVRES

Eugénie AUVINET, Caroline HIRSCHAUER, Anne-Laure MEUNIER, Alimentations, Nutrition et Régimes : Nouvelles recommandations 2021. 4ème édition. Studyrama, 2021, 344 à 354p.

Nathalie WALLART, Nutrition Alimentation : Module NA3 – TOME 2. BTS Diététique 1ère année, CNED, 157 à 171 p.

SITES INTERNETS

ANSES. 2020. Table de composition nutritionnelle des aliments Ciqual. In : CIQUAL. Table de composition nutritionnelle des aliments. Disponible sur : ciqual.anses.fr (consultation du 28 septembre au 19 octobre 2022)

SANTE PUBLIQUE FRANCE. Les recommandations sur l'alimentation, l'activité physique et la sédentarité. In : Site Manger Bouger. Disponible sur : mangerbouger.fr/l-essentiel/les-recommandations-sur-l-alimentation-l-activite-physique-et-la-sedentarite (consultée le 29 septembre 2022)

APRIFEL. Agence pour la recherche et l'information en fruits et légumes. In : Site APRIFEL. Disponible sur : www.aprifel.com (consultation des fiches légumes du 1 au 18 octobre 2022)

LE ROBERT. Le Robert, Dico en ligne. In : Site LE ROBERT. Disponible sur : dictionnaire.lerobert.com (consulté le 11 octobre 2022)

OMS. Organisation mondiale de la santé. In : Réduire sa consommation de sel. Disponible sur :
www.who.int/fr/ (consulté le 19 octobre 2022)

LES POMMES DE TERRE. Y a de la pomme de terre dans l'air. In : Y a de la pomme de terre dans l'air. Disponible sur : www.lespommesdeterre.com (consultation du 20 octobre 2022)

www.ingramcontent.com/pod-product-compliance
Lightning Source LLC
Chambersburg PA
CBHW072241290326
41934CB00008BB/1377